文經家庭文庫 180

海藻讓你遠離癌症

潘懷宗 著

U0066811

COSMAX
PUBLISHING Co.
Since 1981

文經社
Taiwan

前言

　　台灣地理環境得天獨厚，四面環海，有非常豐富的海藻資源可供觀察和採集利用；如果我們不說海藻，而是說起它們的菜市場名——海帶、紫菜、昆布、海苔、洋菜、海帶芽等等，那大家一定就會覺得耳熟能詳。除了直接當作食物出現在日常飲食生活之外，近年來更因健康風潮流行所趨，成為減肥、保健的最佳幫手，進而衍生開發了多種商品，廣受一般民眾歡迎。例如火紅了好幾年的話題焦點「寒天」，其實它跟洋菜一樣，都是海藻膠，只是從不同的藻類身上萃取出來罷了。

　　海藻富含大量食物纖維、維生素與礦物質。尤其是它們生長在海水裡，擁有更多陸生蔬菜所缺乏或含量少的營養成分，如鈉、鉀、鐵、鈣、鎂、鋅、碘等，這些都是人體必需的微量元素，能補蔬果魚肉之不足。常吃海藻好處多多，可美化肌膚，促進新陳代謝；可保護胃腸，防止便祕、痔瘡和大腸癌發生；可降低血中膽固醇與血壓，免除肥胖及糖尿病的威脅；還可預防老化、癌症、貧血和骨質疏鬆症等多種成人病。也難怪古代中國就稱海藻為「神仙菜」，即是以其多

食,能有長壽不老的神效而命名。

　　而海藻為什麼持續在健康食材、保健食品通路上業績長紅、歷久不衰呢?即是因為近年來的醫學研究,屢屢證實它的一些特殊功效,對人體健康大有幫助。正如本書中所提及的綠藻,綠藻含有的綠藻生長因子,可以活化細胞組織、增加人體細胞生長的速度,延緩老化現象;美國太空總署(NASA)更因綠藻快速的繁殖能力與旺盛的生命力,譽其為二十一世紀的「綠色超級食物」;同時,它也是強效的排毒利器,有助排除腸、肝、腎以及血管的毒素。

　　書中第3章提到螺旋藻(藍藻),它可抗腫瘤、輻射、自由基,抑制病毒,降血脂與穩定血糖,保護肝腎功能,強化腸胃道機能;其所含的藻藍蛋白,更有降低發炎反應和止痛的作用。螺旋藻是一種全方位營養物質,蛋白質為大豆的2倍,肉類的3.5倍,另有多種胺基酸、維生素、礦物質與其他活性物質,這麼多的優點與好處集於一身,無怪乎聯合國糧食及農業組織(FAO)、世界衛生組織(WHO)皆推崇它是本世紀最佳保健食物。

　　褐藻中的褐藻醣膠,更是經科學實證,為防癌抗癌的明日之星,也是本書中最重要的主角,特別利用3章的篇幅

來敘述;它是一種水溶性食物纖維,從化學結構來說,是以「硫酸基(fucose)」為主的多醣體,富含於海藻類的「黏滑」成分中。今已被證明有三大作用:第一,啟動癌細胞凋亡機制;第二,抑制癌細胞血管新生;第三,增強自體免疫力。這些發現振奮了研究團隊,也讓人類在防癌抗癌的艱苦道路上再現一道曙光。

根據統計,目前已利用的三百多種海藻中,同時被作為食物、醫藥及保健用途者,僅占十分之一而已。也就是說,還有相當多的食用種類,甚至傳統工業用藻類,可以研發試驗、妥善應用於人類健康、醫學技術或其他科學層面上。可以預期的是,海藻仍然蘊藏有許多能促進人體細胞活絡、青春、不老化的物質,有待我們去挖掘與發揚光大。

縱觀全書可以發現,生長在海中的藻類,不但是我們最好的食物來源之一,更是上天恩賜的大海珍寶。在惡性腫瘤連續27年蟬聯國人十大死因第一名的威脅下,請從多多攝食藻類開始改變自己的飲食習慣,遠離高脂、高糖、高鹽的垃圾食品,那獲得來自海洋的豐沛生命力將不再是夢想。

CONTENTS
目次

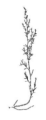

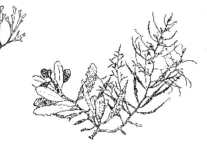

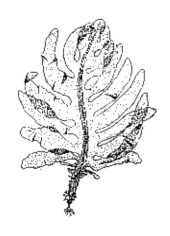

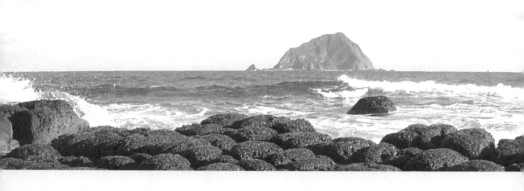

第 1 章

癌症的
發生與預防

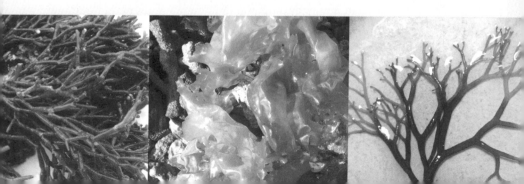

癌症是虎視眈眈的無形殺手

　　根據衛生署最新統計資料顯示，2008年台灣民眾的十大死因當中，惡性腫瘤（癌症）仍高居榜首，而且已經連續27年蟬聯第一名，眾人無不談「癌」色變。即使在科學技術日新月異、醫藥發展屢見突破的今日，癌症還是一直虎視眈眈、伺機而動，隨時威脅著我們的生命。前些日子往生的是一位溫和善良的演藝界大姊大文英阿姨，日昨住院開刀的是蕭副總統，但是，下一位患者可能就在你我身邊，不要鐵齒，以為癌症離我們很遠。

　　在繁忙的生活中，我們可別輕忽了周遭親朋好友的健康問題，包括我們自己。就像我總是忍不住對認識的親友，還有很多沒有見過面的聽眾、觀眾及讀者再三重複這句話，那就是「預防始終是最好的治療」。在我們健康的時候，多累積一些有關疾病的知識與常識，並把它們落實到日常的生活作息、飲食習慣、睡眠形態上，把身體的根基打好，才能以不變應萬變。

　　我一向把醫藥保健常識的推廣，當做自己最大的責任，希望能將艱深難懂的專業知識變得輕鬆好讀，藉由

淺顯的文字說明讓大家對書中內容了然於胸，就像在看一本有趣的故事書一樣。當然，看得出來，現在你正在閱讀的這本書中「壞人」是癌症，緊接著登場的「好人」是海藻，我們就來看看「好人」（海藻）是怎樣打敗「壞人」（癌症）的吧！

什麼是癌症？

當病患被告知罹患癌症的時候，猶如晴天霹靂，腦袋頓時空白；為什麼癌症會讓人有如此震撼的反應呢？我們先來探討一下它究竟是什麼？可怕在哪裡？

什麼是癌症？簡而言之，它是一團繁殖過多的反叛細胞群，不遵守正常細胞的生長規律，因此長到一定程度後，還會繼續生長下去，進而形成一個腫塊，並壓迫旁邊的正常組織而造成症狀。雖然有些良性的腫瘤，也會長得很大，但是它不會到處亂跑（轉移），因此癌症（惡性腫瘤）的另一個特徵，就是會轉移。

由上述定義我們可以看出，癌症的特點是：第一，不會像正常細胞一樣，有個生命周期，它會不斷地生長，且不會凋亡；第二，它能不斷壯大自己，並轉移到其他地方去，這也是癌症治療要克服的難題，後面我會更詳細解釋這兩點。

國人十大癌症

　　下面我們先來看看台灣十大癌症的排名，關於名次的意義請大家務必要正視，因為這些數據是會說話的，在這堆冷硬的數字後面蘊藏著怎樣的玄機，讓我們一起來揭曉答案。

　　有關2008年國人的十大癌症與死亡率如下。

2008年國人十大癌症與死亡率

排名	癌症	死亡率
1	肺癌	20 %
2	肝癌	19.7 %
3	結腸直腸癌	11.0 %
4	女性乳癌	4.0 %
5	胃癌	5.9 %
6	口腔癌	5.7 %
7	攝護腺癌	2.3 %
8	子宮頸癌	1.8 %
9	食道癌	3.7 %
10	胰臟癌	3.5 %

資料來源：行政院衛生署

　　每次看到這樣的統計資料，我都會用自己的方式來解讀一下，或許不那麼科學，但是卻很容易了解一些事實。它們正好說明了三大癌症產生的原因，第一：肺癌；空氣的汙染對人體的影響，特別是汽機車廢氣、工廠黑煙、廚房油煙以及二手煙（當然也與個人遺傳因子、基因穩定度、細胞

修補能力有關，這麼說只是幫助大家理解、記憶）。其次：肝癌；肝癌的前身——肝病一直是台灣的國病，這與B型肝炎、C型肝炎、喝酒無節制有關。長期的生活作息不正常，對身體也會造成不良的影響。第三：大腸癌；這個「新科探花」也是後面要解說的一大重點，那就是飲食西化與健康彼此的相對關係，特別是吃的太油、肥胖、以及便祕的問題。

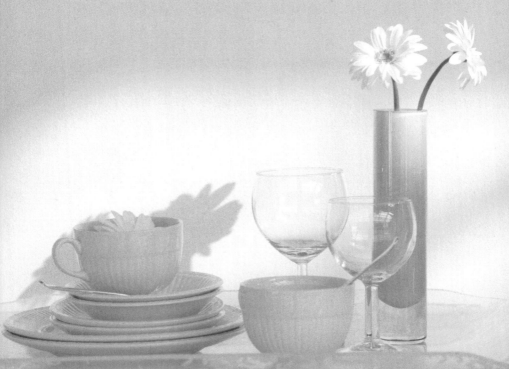

簡析國人三大癌症：
肺癌、肝癌、大腸癌

剛剛我們了解了2008年國人的十大癌症排行，現在就要為大家簡析三大癌症，談談它們形成的原因，以及如何預防與治療。

肺癌

我們第一個來說的是肺癌。最近，只要稍微關心一下新聞的人都知道，綜藝圈溫和又親切的文英阿姨因為肺腺癌過世了。這個消息讓大家極為錯愕，另一方面，什麼是肺腺癌也激起了讀者想要探究的衝動。我們就在這裡，向大家介紹這種癌症的產生原由與防治方法。

要說明肺腺癌，首先就要知道肺腺是什麼。

在人體的肺裡分布著很多腺體。這些腺體會分泌出分泌物，把呼吸帶進體內的髒東西，如灰塵、小顆粒，藉由痰把它們排出來。所以腺體對肺部有非常重要的保護功能，維持著肺部的清潔。

在罹患肺腺癌的名人當中，很多都不抽菸，這讓人

產生了一個錯誤的觀念，認為肺腺癌跟抽菸沒有直接的關係。根據和信醫院胸腔內科醫師黃崇仁先生的研究，肺腺癌跟抽菸有著絕對的關係。此外當然也有其他因

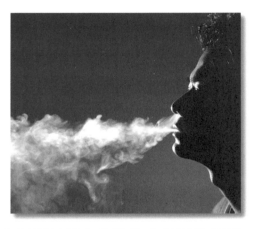

素，比方說基因，還有長期暴露在危險的空氣汙染環境中。

　　環境的汙染對肺部的癌症有一定的影響，只是具體到什麼程度，我們很難用量化的指標來衡量。

　　肺癌是國人癌症死因的第一名，而在這些肺癌患者當中又有四到五成的病例是屬於肺腺癌。因為肺腺癌早期的症狀不明顯，等到有咳血、久咳不癒、消瘦等徵兆出現時，通常已是第三期或第四期，這就給治療帶來了一定的難度。

　　雖然如此，我們也不要因此心生恐懼，其實只要早期發現、早期治療也是有康復機會的，不少名人包括廣達董事長林百里、天主教樞機主教單國璽，和戒菸大使孫越，都是因早期發現病情而得到良好控制的病例。

　　要早期發現，當然得藉助最先進的醫療器材才可以，

目前醫院可找出早期癌症的檢查，包括全身性的磁振造影（MRI）、低劑量電腦斷層（CT），全身正子造影（PET）。電腦斷層掃描（computerized tomography，CT）是一種利用人體組織對X光吸收的程度，來判斷組織結構是否正常的過程。相較於一般X光檢查，電腦斷層可進一步顯示各層面之內部結構，提供更精確的診斷協助。一般在腫瘤0.3公分時即可發現，不過有輻射的顧慮。

核磁共振攝影（亦稱磁振造影，magnetic resonance imaging，MRI）為非侵入性檢查，不會產生游離輻射，可多方向掃描，並可提供三度空間影像，又具高對比的解像力，所以成為近年來在臨床診斷上相當重要的影像工具。約可檢出直徑0.5公分大小的腫瘤。

正子斷層造影（positron emission tomography，PET）是利用細胞新陳代謝的方法，簡單而無侵犯性，可檢測出全身癌細胞分布的情形，準確性高；若檢查目的是為了發現腫瘤，則PET比CT或MRI具較高的敏感性和特異性。如果發現身體有異狀或不舒服，要盡早跟你的醫師溝通，尋求專業的協助。

至於肺腺癌的治療，目前常用的依然是外科切除手術、化學治療及放射線治療，但是也有醫療機構使用標靶藥物治療。目前，如果是符合標靶藥物的肺癌類型，就有兩種藥物可以使用——艾瑞莎和得舒緩。

肝癌

接著要探討的是肝癌。肝癌也是非常惡性的腫瘤，如果不予治療，病人可能在半年內就會死亡。根據衛生署的統計，台灣男性罹癌的首位就是肝癌，而在女性當中則為第二。早期的肝癌腫瘤在3～5公分之間，通常無症狀，如果及早發現，還可以開刀或嘗試做其他治療；當有症狀時，表示腫瘤已經很大了，業已侵犯到其他的組織，例如膽管、血管，或是其他器官，這時的治療就困難得多，通常只能減輕病人的痛苦。

肝癌這麼恐怖，那麼究竟什麼是肝癌呢？簡單來說就是肝細胞不被控制地異常分裂，發生了癌變，形成腫瘤。這也就是所謂的原發性肝癌，或稱為惡性肝腫瘤肝細胞癌，如果是從身體其他器官擴散到肝臟的癌症則不屬於原發性。

肝癌的治療就目前來看可以分為：手術切除治療、肝動脈血管栓塞術、經皮酒精注射法、放射性療法、化學療法、高溫療法，以及生物製劑療法等多種。一般而言，外科切除的效果是比較好的，但不是每個人都適合，要進行手術之前需要先確定的是：癌症必須沒有轉移，沒有侵犯大血管，沒有肝衰竭，剩餘的肝夠用，也就是說，比較初期的患者可以接受這樣的手術治療。

肝動脈血管栓塞術的原理是，正常肝臟有近四分之三

的血液由門靜脈提供，其他四分之一的血液來自肝動脈，而肝癌患者的癌細胞生長所需要的血液大部分由肝動脈供應，因此就利用導管把栓塞物或抗癌藥物注入肝動脈使其閉塞，這樣肝細胞中的癌細胞就會因為缺乏營養來源而死亡，但是正常肝細胞卻因有門靜脈的血液供給而可以繼續維持生理機能。

經皮酒精注射法也是有條件的，分別為：（1）最大腫瘤的直徑要小於3公分；（2）腫瘤數目小於3個；（3）患者無腹水，無出血傾向。如果符合這三個條件，可以考慮酒精注射療法。這種療法是在腹部超音波的引導下，把高濃度酒精（99.5%）緩緩注入肝臟中癌細胞的位置，使癌細胞脫水、壞死。當然，這樣的方式是無法一次完成

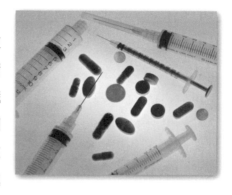

的，要根據患者的狀況，腫瘤的大小，癌細胞壞死的程度，來決定每週打幾次，要維持多久。

放射性治療是利用Ｘ光或其他高能量射線來殺死癌細胞，使得腫瘤縮小。放射線的來源可以在體外，就是利用機器在患者體外進行放射線照射，也可以放置一個塑膠管於腫瘤局部，裡面裝有放射性物質，在體內進行治療。

化學治療是使用藥物來殺死癌細胞。通常化學治療和手術治療會合併使用，在手術治療之後，再進行化學治療，把殘留的癌細胞殺死。也可以反過來，先進行化療，把腫瘤縮小，再進行切除。當然，化學治療也可以單獨使用，又可分為全身性治療以及局部性治療兩種。全身性治療通常是把藥物投到體內的靜脈或是動脈當中，隨著血液全身循環，殺死肝臟外的癌細胞。而局部性治療則是把藥物連續投予，直接打入到腫瘤的血管裡。

高溫療法和生物製劑療法都還處於臨床試驗階段，雖然不能立即使用，但是對往後的患者來說未嘗不是一項福音。高溫療法就是利用一種特別設計的機器，對身體罹癌的部位加熱一段時間，來殺死其中的癌細胞。其原理是癌細胞比正常細胞對高溫更敏感。而生物製劑療法則是激發身體自行對抗癌症。例如，在實驗室大量製造身體內的某種物質，它可以用來加強及恢復身體自然防禦機制，來對抗疾病。

在這裡要特別說明的是，導致肝癌的兩種疾病——肝炎（包括B型和C型）以及肝硬化。科學家估計10～20％感染B型肝炎的人將會罹患肝癌，5～10％肝硬化（一種進行性導致肝臟損傷的疾病）的病人最後會罹患肝癌；在台灣有80～90％肝癌患者曾感染過B型肝炎。另外一些研究也顯示不良的生活型態，如飲酒過量及營養失調皆會導致肝硬化和

肝癌。

　　因此我們預防肝癌最重要的步驟就是預防B肝、C肝，調整生活作息，不要喝酒，不要熬夜。勞累和菸酒最後傷害的都是肝臟，肝若好，人生才是彩色的。在2008年的一項統計顯示，接受調查的二十個國家中台灣平均工時排名第二，過半數勞工每週工作40小時以上，平均每週工作時間是41.6小時。作為一位醫學院教授，看到這樣的數據，心情只有兩個字，那就是「難過」。我們的經濟奇蹟是全民「拚」出來的，我們的民意代表是「拚」得你死我活選出的，我們的教育體制教會孩子的第一件事是「拚」命去補習，這個「愛拚才會贏」的社會文化，最後的受害者是國人的肝臟，希望大家不要再「拚」下去了，

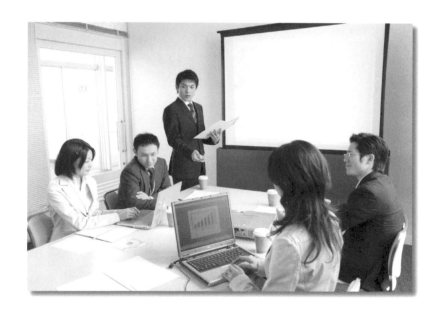

從年輕的時候，從現在開始，學習健康的生活態度和方式，在源頭就把對肝臟的傷害降至最低。

大腸癌

最後是大腸癌。這是本書中特別要加以說明的，因為大腸癌是所有癌症中跟飲食習慣關係最密切的。在美國，大腸癌僅次於肺癌，名列十大癌症的第二名。因為，大腸癌跟高熱量、高脂肪、少纖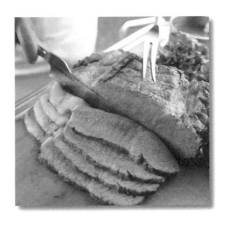維的飲食方式有著相當大的關連，而這樣的飲食特點剛好就是典型的西式餐飲。

大腸癌一般發生在50歲以上的患者，歐美的醫學報告顯示，40歲以上的人，不論男女，罹患大腸癌的機會都會增加。而在台灣，大腸癌患者的平均年齡要比外國低，20〜30歲的人得到也不少見，所以不能因為年輕就忽略了對身體的照顧。

大腸癌的診斷主要根據病史及實驗室檢查，如大便潛血檢查及血色素的測定、肛門指診、直腸鏡檢、大腸Ｘ光鋇劑檢查與全大腸鏡檢；至於癌胚抗原（CEA）對腫瘤的

診斷特異性不高，當此數值大時已有癌轉移的現象居多，因此目前大都只用於手術前及手術後的一種評估，對於術後癌症復發及轉移的偵測較有價值。

根治大腸癌的唯一辦法是手術，當然，也可以同時進行其他的輔助療法，如放射治療、化學治療，以及標靶療法。據專業醫師的建議，大腸癌不管腫瘤大小，位置在哪裡，只要還沒有轉移到骨骼或其他重要器官，都可以採用切除的方法，做相對根本的治療。而且對病人生活品質的改善，也有很多助益。

所謂標靶治療的原理之一是，癌症細胞在生長初期，需要新生血管提供氧氣以及養分，目前很多治療都是把重心放在這一過程上，如果可以阻斷新生血管的生成，那麼癌細胞就會被斷水斷電而自動死亡了。抗癌藥物Avastin（癌思停）的作用就是抑制新生血管的生長、移動並造成癌細胞的凋亡，目前已廣泛運用在大腸直腸癌的治療當中。

造成癌症的原因：
外在環境，內在情緒，飲食習慣

　　簡單論述了台灣三大癌症之後，在本章最末，我們再把造成癌症的原因歸納一下。前面稍微提了一下癌症的診斷以及治療，其實到了那一步，已經不是病人自己可以做什麼的時候了，大概絕大部分都要仰賴專業的醫療機構，而我們能做的其實是在前段，是在還沒有產生疾病的時候，做好調整與保護，這才是預防醫學的重點。

　　造成癌症的原因非常多，很難一一羅列，但我還是把它們稍加整理，歸納成容易記憶的三個重點。

外在環境的致癌因子

　　隨著大自然的過度開發，一方面工業生產產生更多的汙染物排放到空氣中，這些汙染物可以隨呼吸直接進入體內，接下來就不用多作解釋了。另一方面，破壞了原本包覆在地球外圍，吸收波長230至350Å之紫外線的臭氧層，少了這層保護，讓地球生物圈暴露於更多的輻射線下。對人體健康方面最直接的影響是：增加人類罹患皮膚

癌、白內障的機會,並且使得免疫系統受抑制。

　　舉例來說,在環境影響產生的癌症中,最明顯常見的是石棉所造成的肺癌、肋膜癌與腹膜間皮瘤;紫外線特別是UV-B,容易導致黑色素瘤以及基底細胞癌;電磁場輻射與癌症間的關係,雖然還不是很清楚,但可以確定的是,長期暴露在高電壓的工作環境,會提高腦部膠質瘤罹患機率。

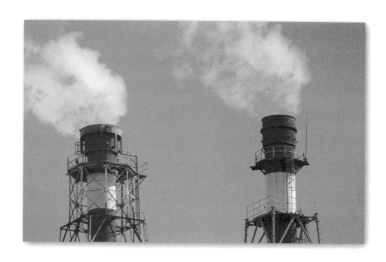

內在情緒失控

　　我有一位很好的朋友是知名的心理諮商師,他這樣形容癌症:長期的生活壓力,情緒困擾,讓人的靈與肉產生了問題,有些人問題出在靈的方面,那就是憂鬱症;另一些人問題出在肉體方面,那就是癌症。事實上,醫學研究

早已知道，長期的壓力可以導致荷爾蒙失調，免疫力下降，進而產生疾病。

確實，當人長期處於孤寂、憤怒、悲哀、絕望等負面情緒中，對人的免疫系統有極大殺傷力，而這時就是癌症乘虛而入的時候。對岸有位知名癌症醫師還把情緒對癌症的影響歸納成「癌症性格」，頗有創意。那什麼是癌症性格呢？內向，表面上逆來順受、毫無怨言，內心卻怨氣沖天、痛苦掙扎，有精神創傷史；情緒抑鬱，好生悶氣，但不愛宣洩；生活中一件極小的事便可使其焦慮不安，心情總處於緊張狀態；表面上處處以犧牲自己來為別人打算，但內心卻又極不甘願；遇到困難，開始不去克服，拖到最後又要做困獸之鬥；害怕競爭、逃避現實，企圖以姑息的方法來達到虛假的心理平衡等等。

簡單來說，就是做人不要那麼ㄍㄧㄥ，快樂就笑出來，難過就哭出來，不平就講出來，不要把情緒壓抑在心裡，因為，就像上述說的，情緒關久了，它就會找到出口爆發，也許在心靈方面，也許在肉體方面，我想哪一方面都是我們不希望看到的。

不良的飲食習慣

最後要提到的就是飲食對癌症形成的影響。我想，這是大多數人在日常生活、舉手投足之間就可以留意的，所

以，希望大家要特別注意。古人常云：「病從口入」，癌症也不例外。除了抽菸、喝酒、嚼檳榔，這些大家比較熟悉，給身體帶來惡性刺激的不良習慣之外，還有每天的飲食內容，對身體也有決定性的影響。

而根據一項針對600位癌症患者所做的體液分布研究報告顯示，其中有510人的體質是屬於酸性，換句話說，也就是在這些癌症病患中，有高達85％是屬於酸性體質；歐盟健康減重協會的資料亦顯示，有高達99.2％的肥胖者也都是屬於酸性體質，而高尿酸血症的痛風病人則更不用說了。在自然健康的狀態下，人體血液的酸鹼度應為弱鹼性，pH值約為7.35～7.4之間，而現代人由於飲食營養失衡、吃的過於精緻或是油膩、生活作息不正常、情緒壓力起伏大、缺乏運動等因素，導致體質酸化現象產生，致使身體要花很大的力氣才能維

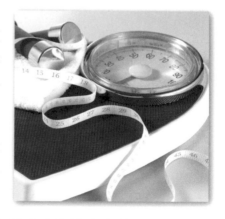

持住鹼性血液，因此罹患各種疾病的機率也就大大提升。

屬於酸性體質者（特別是組織液呈酸性），一般會具有以下症狀，讀者也可以來做個自我檢測：如容易失眠、食慾不佳、情緒易緊張、皮膚皺紋多無光澤、運動量不大卻容

易感覺疲勞、靜態時便想睡覺、步伐緩慢且動作遲緩、體型肥胖、腹圍突出、常被蚊蟲叮咬、四肢易冰冷、上下樓梯容易喘等等。而酸性體質的形成，主要有下列四大項原因：

1.飲食結構不均衡：正確酸鹼食物攝取的比例應為1：3，但現代人飲食中，往往食入過多酸性食物，如蛋黃、乳酪、各式肉類（雞、豬、牛、羊、鴨肉等）、火腿、甜食等，而這些酸性食物是導致人體酸性化的重要原因之一。

2.生活不規律：晚上該睡覺時不睡覺，人體的代謝作用失調，產生毒素，使體質變酸，對身體有很大的殺傷力。

3.運動量不足：時下上班族久坐辦公桌，又多以車代步，運動量大為減少，久而久之便會導致酸性代謝物長期滯留體內，造成體質酸化。如果能在陽光下做做運動、多出汗，可以幫助體內酸性物質及廢物的排除，有利健康。

4.不良嗜好：菸、酒等都是典型酸性物質，毫無節制的抽菸飲酒，很容易導致人體的酸性化。

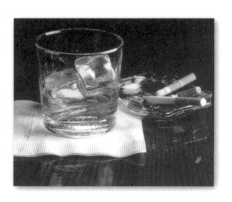

　　此外，精神壓力大、嗜食宵夜、經常不吃早餐及食物太過精製的人，也都是酸性體質的高危險群。而葡萄、海帶、海帶芽都是鹼性食物的良好來源，其中，海帶可說是鹼性食物之王，因為海藻內含極為豐富的鈣質，有利於調節偏酸性體液，避免體內的某些鹼性元素，如鈣、鉀、鎂、鈉、鋅等因與酸性中和而被過度消耗。所以建議多吃海帶這類海藻食物，長期下來，可有效調整血液的酸鹼度，屬於酸性體質的族群，平時不妨大量攝取。

　　世界衛生組織（WHO）曾經針對超過一千萬名癌症患者進行一項統計，在相關的報告中顯示：這些患者的罹癌病因，約有三分之一與飲食相關（飲食不均衡或不衛生）。這份報告也透露出，如能早期控制食物的攝取，就能有效積極地預防癌症的發生。

　　下面把飲食因子對癌症的影響整理如下：

＊**熱量**：腰圍愈大，體重愈重，子宮內膜癌及膽囊癌發生率較高。

＊**脂肪**：攝取過多的油脂，會增加膽汁的分泌，進而增加膽酸的排泄。膽酸經腸道壞菌的作用，容易形成致癌物。

＊**蛋白質**：肉類經炭烤、長時間燉煮，會產生突變，促進癌細胞的產生。因此，烤肉真的不能常常吃。

＊**醣類**：過多精緻的醣類食物，使腸道細菌中厭氧菌增

多，分解膽酸，如此就跟脂肪攝取過多一樣了，過多的膽酸會形成致癌物。

＊維生素：很多研究報告顯示，若體內維生素含量偏低，可能會提高某些癌症等癌症的罹患率。

＊礦物質：由於工業汙染而攝取多量的砷、鎘、鎳，因而提高罹癌率（說到這個，就是之前吵得沸沸揚揚的美式速食連鎖店的新聞了）。

＊黃麴毒素：乾果（特別是花生、花生醬）、五穀雜糧類（米、玉米、小麥、黃豆等），最容易遭到汙染。尤其是台灣的氣候長年濕熱，所以在攝取這些食品時，要特別小心食物的新鮮度。

＊食品添加物：如色素、抗氧化劑、安定劑、黃樟素、人工甜味劑等，任何傷肝的食物、藥品、病毒、殺蟲劑等也都要小心；因為很多加工食品中都含有抗氧化劑與色素，所以色澤太過鮮艷的食品，最好不要購買。

＊食物過於精製：缺乏纖維，引發大腸癌。

＊其他：酒、香菸、檳榔等。

　　講了這麼多這個不要吃，那個要少碰，那麼，讀者就會問，我究竟該吃些什麼呢？很簡單，記得下面這張圖，這是美國哈佛大學公共健康學院的韋利博士及其同事設計的，這個新的健康金字塔比起以往的資料更能預防慢性疾病的產生（包括癌症以及其他心血管疾病等）。

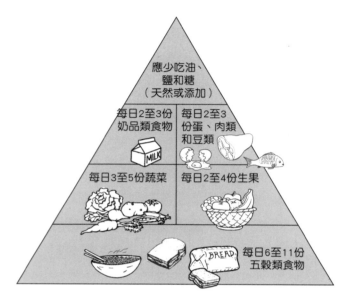

如果上方圖示還有不清楚的地方，下方圖示可以說是再進一步的補充說明。我建議將這兩張圖貼在你家的冰箱上，每天至少看一遍。

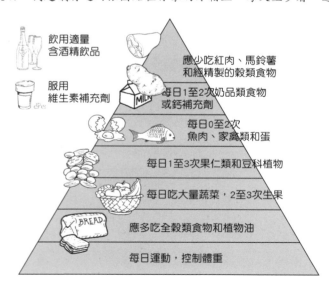

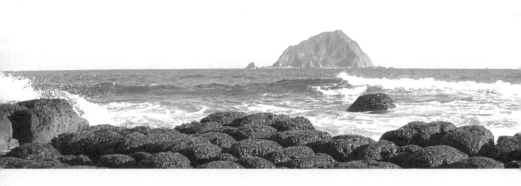

第 2 章

來自海洋的生命力
——海藻

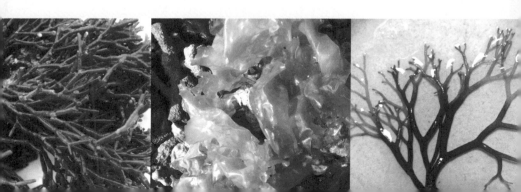

健康不再是神話──長壽村

很久很久以前，人們就有追求長生不老的夢想，歷經千百年都沒有改變；時至今日，雖無法達成願望，但至少努力延長了壽命；雖說人類已較以往長壽，但世界上還有一些特殊地區的人們，比其他地區的人有著明顯的長壽化現象。在這些地方生活的人很少生病，過著健康的生活，平均壽命也比較高，人們稱這世外桃源叫長壽村，在那裡，健康長壽不再是神話。

發現此一現象引起了大批專家學者的強烈關注，因為同一地區的人，有著類似的生活環境，相近的飲食習慣，待人接物的方式也大同小異，這不禁引起大家的好奇，究竟是哪些因素造成他們比別人更長壽呢？我們先來看看，這些知名的長壽村都分布在哪裡：如厄瓜多爾的維爾卡旺巴；中國大陸香格里拉的洪札和廣西的巴馬、新疆的阿克蘇與和田區；高加索山區的拘卓爾村；巴基斯坦的罕薩；還有日本的沖繩縣。

接下來，科學家要思考的就是，為什麼他們比較長壽呢？日本沖繩大學的一位教授把長壽的祕訣歸納為：飲

食、運動、心理和社交。而心理和社交在這些長壽地區並不完全重合，但是有部分的重疊，有個快樂健康的心理，是比較容易有正面積極的社交圈；而有個分享愉悅的社交圈又是支持心理層面很強勁的後盾。另外，由於目前到處都是運動健身場所，舞蹈班、單車熱方興未艾，運動的觀念早已深入人心，因此我們在這一章節就集中探討沖繩縣的飲食與健康之間的關係。

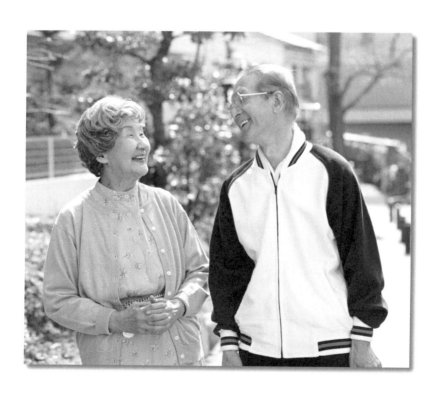

飲食與健康息息相關

在日本，最早提出「抗老化」觀念的是越智宏倫博士；宏倫博士的人生故事很傳奇，聽說他自幼體弱多病，長大後，病魔也沒有放過他，因此對他來說，最大的期望就是擁有健康的身體。因此促發了他特別關心健康，希望藉由飲食來打造更健康的自己。而健康飲食即現代食療的觀念也是由他提出而風行起來。

他親手創立了Foods公司，以健康食物為主要業務，更把健康飲食的觀念加以落實。我們現在吃的健康味素，不同於經過化學反應生成的味素，而是從新鮮的肉類、魚類、菇類、蔬菜等天然食材中提煉出風味源頭，並且透過傳統的方法製作而成，這些都是Foods公司勇開首創之河。

而在這個生產製作的過程中，Foods公司發現，如果生產使用的水混入少許雜質，或者因為其他原因使得水質受到影響，所製造出來的產品風味就會有差。因此從這個角度，為了生產出品質穩定的產品，他們開始研究水，因而開發出「活水器」（也就是現在的淨水機），把劣質水變成

安全又好喝的飲用水。

因此可以說，越智宏倫博士在飲與食兩方面融入了健康觀念，讓人們得以用新的方向來思考飲、食這兩件事。他最知名的論述是在臨終之前提出的，他說：「我認為真正對人類有更多幫助的，不是生了病才吃的藥物，絕對是沒有生病前或生病後的『食物』⋯⋯」真如他所預言的，之後，一個食療食補的時代降臨了。

其實若說到食療食補的觀念，早在傳統的中醫理論就已見真章。中醫一向認為藥物與食物在很多方面是相同的，即所謂的「藥食同源」，整個中醫理論就是建立在：利用食物不同的性味，針對疾病的性質，調整人體的氣血陰陽，袪邪扶正，恢復健康。

我們舉其中一個例子來說明，那就是大家現在都熟知的「一日五蔬果」。一日五蔬果（5 A Day program）的觀念，最早是位於加州的美國癌症中心（National Cancer Institute）在1988年提出來的，當初提出此一觀念的目的是為了預防以及治療癌症，後來發現這種飲食方式對一般民眾也很有幫助，所以，一下子就大受歡迎、普及開來，成了很多家庭每日飲食指南之一。

而五色對應身體五臟的理論也早見於中醫典籍，中醫認為「紅色食物養心，黃色食物養脾，綠色食物養肝，白色食物養肺，黑色食物養腎」。雖然這樣的敘述方式跟現

代科學好像連不上線，但不同顏色食物蘊藏不同營養素對人體大有裨益，卻是已經科學證實。我舉這個例子，不是在比較傳統醫學與西方醫學，只是提醒大家，飲食和健康的關係在很久以前就被注意與關心，而且也早就落實在生活當中。

如果飲食跟健康有著這樣密切的關係，那麼長壽村的人是不是有什麼飲食祕訣呢？是不是我們可以不用遠離文明社會，搬去天高地遠的長壽村，也可以藉著改變自己的飲食習慣，來延年益壽呢？

因為這些長壽村的地理位置相差太遠，無法把他們的飲食習慣一概而論，所以，我們僅以日本沖繩縣為例，看看他們究竟吃了什麼好料，可以活得那麼久，活得那麼好。根據最新資料顯示，沖繩女性的平均壽命為86.01歲，為全日本之最，男性平均壽命為77.64歲（2000年）。單看這樣的統計數字，如果讀者沒什麼概念的話，那麼我們來對比台灣同一年的相關數據，2000年台灣女性平均壽命是78歲，男性72歲，這樣就可明顯看出差異了吧！

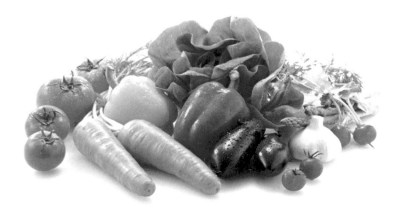

　　接著把沖繩人跟台灣人的飲食作一比較，因為兩個區域地理位置較接近，飲食習慣也有些相似，兩地都是以稻米為主食；且因為近海，也以魚貝類等海產為蛋白質的主要來源，但是看看彼此配搭的菜餚便可瞧出一些差異的端倪；沖繩人的配菜是蔬菜、海藻和菌菇類，還有大量當季野菜。最近拜大眾醫學讀物的興盛，菌菇類也已為大家所熟悉，但是關於沖繩人愛吃海藻倒是值得深入探究的一件事。

　　對沖繩的飲食習慣加以研究，就可以發現，海藻在他們的飲食當中占了相當大的比例，最初報導這一則新聞的是日本NHK電視台，此一報導立即引起了多方聚焦。奇怪的是，海帶的主要產地是北海道，卻為什麼是沖繩的主婦們特別喜愛而將其入菜呢？

　　翻開沖繩的歷史，我們就可以看到從江戶時代中期開始，海帶藉著「北前船」運往日本國內其他地區，同時還大量輸出到中國，而作為海帶運輸集散地的沖繩，自然因著這樣的地利，養成用海帶入菜的習慣，當地很多的佳餚都可以看到海藻的影子。

　　因此，可以說是歷史的原因，讓沖繩人有常吃海藻的習慣，而這一平凡無奇的飲食動作，卻使得當地人得以延年益壽。接下來，我們就來仔細看看海藻究竟有多神奇。

神奇的海藻

　　我們說神奇的海藻，是因為近年來的醫學研究，屢屢證實它的一些特殊功效，對人體健康大有幫助。如果我們不說海藻，而是說起它們的菜市場名——海帶、紫菜、昆布、海苔、洋菜、海帶芽、青海菜等等，那大家一定就會覺得耳熟能詳。火紅了好幾年的話題焦點「寒天」，其實它跟洋菜一樣，都是海藻膠，只是從不同的藻類身上萃取出來罷了。

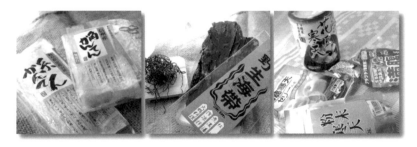

　　台灣是個四面環海的島國，在東北部、東部、恆春，以及澎湖、綠島、蘭嶼等地區，都很容易觀察到各類的海藻。其實藻類在世界各地的分布非常廣泛，從赤日炎炎的熱帶地區，到冰天雪地的極地，山溪、湖泊、內陸河流、

汪洋大海，甚至潮濕的地表、樹幹、岩石上，都可以找到它們的蹤跡。

海藻在地球上生存的年代可是非常古老的，三十億年前就有其身影存在。當時的地球還處在一個很原始的環境，二氧化碳的濃度比現在高很多，氧氣又少，而海藻就藉著微妙的光合作用，吸收二氧化碳，釋放出氧氣，讓地球變得適合人類居住。原來人類從誕生之始，就受惠於海藻，說它是生命力的來源，一點也不為過。

藻類現在依然是很多海洋生物的主要食物來源，它是生產者，也是海洋食物鏈的起點。

最近英國的科學家們又發現，解開溫室效應之鑰也是海藻！因為溫室效應引起冰山融化，這時有些細微的鐵粒子會釋放到海洋當中，吸收鐵粒子的海藻會增生形成藻華，並吸附二氧化碳後下沉，將這種有害的溫室氣體鎖在海底達數百年之久。

所以，海藻好像人類的守護天使，從人類的誕生提供氧氣開始，到化身食物解決生存危機，並且餵食大量的魚貝類永續食物來源，在在都表現出海藻一直默默扮演著我們生活中不可或缺的重要角色。

很多國家的歷史文獻，記載著食用海藻的資料。英國海員有用紅藻預防和治療壞血病的記錄；愛爾蘭也有依賴紅藻、綠藻度過饑荒歲月的記載。當然，傳統的中醫，也

很早就發現了海藻的藥用價值。

中醫寶典《本草綱目拾遺》上就有這樣的記載：

石蓴（音「純」）「味甘、平、無毒」，「下水、利小便」。（註：石蓴是藻類的一目，植物分類表上，歸屬於綠藻門（chlorophyta）綠藻綱（chlorophyceae））

而在《隨息居飲食譜》上也有相關文字：

滸苔「清膽、消瘰丏纓瘤，泄脹，化痰，治水土不服。」（註：屬石蓴科）

但本書所要講述的藻類抗癌功能，是較近期的科學發現，我們將在下一章節再作詳細的說明。

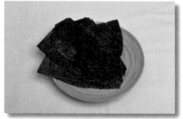

昆布

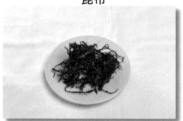

鳳尾藻

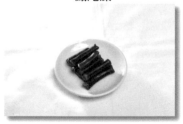

海竹笙

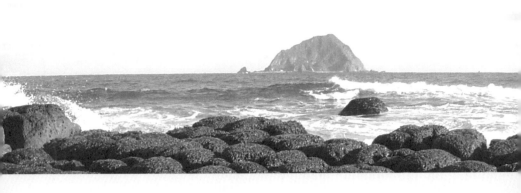

第 3 章
揭開海藻的
神祕面紗

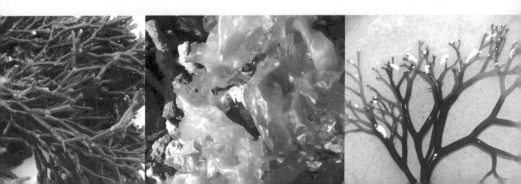

海藻是什麼？

上一章講到日本長壽村沖繩縣的飲食當中，海藻占有相當的分量。其實在很多國家和地區的居民都有食用海藻的習慣，這跟海藻含有的營養成分相關，我們就先來看看海藻的分類，以及含有哪些營養成分，才使得世界各地的人都會這麼重視它。

海藻的構造相當簡單，凡是生長在海洋的藻類，都可稱為海藻，且它們也是地球上最古老的生物之一，又可分為浮游性與固著性兩種。其中「浮游性藻類」便是漂浮在水中的單細胞藻類，由於非常微小，通常需藉由顯微鏡的輔助來觀察，因此也被稱為「微細藻」。「固著性藻類」則包括了單細胞的附著藻類及多細胞的大型藻類，而這些大型固著性藻類就是我們俗稱的「海藻」。

海藻與陸地上的植物一樣，可以藉由體內

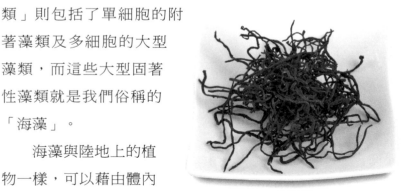

羊栖菜

的葉綠素，吸收光線，以利光合作用的進行，所以大多生活在水深60公尺以內光線可達到的海域範圍；海藻是海洋中非常重要的一群生物，其光合作用後的產物，包括氧、醣類或澱粉等有機物質；氧為供應海水中氧氣的主要來源之一，而醣類則被貯存於細胞內，除了提供海藻本身營養所需外，也是許多海洋生物，如魚、蝦、蟹及貝類等主要的食物來源。由於海藻能夠生產氧氣與製造食物，所以在海洋中是扮演「生產者」的角色。此外，海藻聚集處所形成的隱密空間，亦是海洋中小生物棲息、產卵及避難之所，如海馬甚至會模擬成海藻的外型或表現出與海藻相同的顏色，以達到欺敵的效果。

藻類都有其特定的生長地帶，這主要是與它內含色素的種類及含量比例有關；由於不同色素可以吸收光線的波長也不同，一般來說，在較陰暗的地帶或深海部分，藻紅素與藻藍素比葉綠素更能有效吸收藍、綠光，是故在低潮線附近與深海處，以紅藻居多，在潮間帶中部多為褐藻，而含葉綠素及胡蘿蔔素的綠藻，其棲息地大多靠近淺灘。除了光線以外，底質、地形、海水的鹽度、溫度、濕度、潮流、波浪、汙染程度、藻類間的相互競爭，也都會影響海藻的生長與分布。

海藻的細胞內有葉綠素a，所以能跟植物一樣可以進行光合作用，但不同於陸地植物的是：

・因為沒有維管束組織，所以沒有根、莖、葉等器官的分化
・不開花，不結果
・不產生種子
・無胚形成
・生殖構造不受特化的組織保護，所有藻類常由單一細胞產生配子或孢子

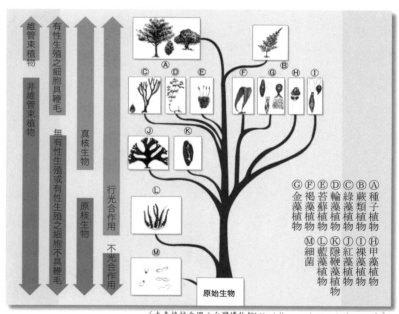

（本表格摘自國立台灣博物館http：//www.ntm.gov.tw/seaweeds）

如前所述，人們通常根據海藻形體的大小，將它們分成兩大類：微細藻與大型海藻。微細藻是我們肉眼看不到的，海中只要有光線的地方，就有它們進行著浮游性生活的存在，數目與種類繁多，常見的有矽藻（diatom）、渦鞭毛藻（pyrrophyta）等等。

大型海藻也就是像海帶、紫菜、青海菜等我們肉眼看得到的藻類，通常生長在潮間帶或潮下帶的礁石上，具有假根，是可以固著生長的多細胞藻類。我們說的海藻指的就是看得見的大型藻類。

有葉綠素a的海藻在陽光下就可以進行光合作用來獲得養分，而不同顏色的藻類也同時含有其他不同的色素，比方說葉綠素b、葉綠素c、葉綠素d、α 或 β-胡蘿蔔素、藻藍素、藻紅素、藻褐素、葉黃素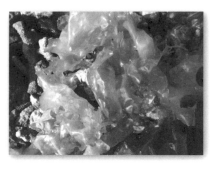等，這些輔助色素視其含量多寡，而給海藻染上了繽紛五彩的顏色，也同時提供了不同種類的營養成分。

另外，我們根據海藻的色素種類、儲藏物質、細胞壁成分、鞭毛數目、鞭毛位置等多樣特徵，把海藻細分為四大類，即藍藻、綠藻、褐藻和紅藻。下面有張表格，可以幫助我們了解這四大藻類的異同。

四大藻類的異同

植物門	色素	光合產物	細胞壁	鞭毛	細胞核	體制	附註
綠藻植物門	葉綠素a、b α、β-胡蘿蔔素 葉黃素	澱粉	纖維素	2根等長前端	有	單細胞群體或多細胞	分布廣泛，水陸皆有，全世界海產綠藻有1200種
褐藻植物門	葉綠素a、c β-胡蘿蔔素 葉黃素	褐藻澱粉 甘露醇	纖維素 褐藻膠	2根不等長側生或無	有	多細胞	99.7%海產，全世界有2000種
紅藻植物門	葉綠素a、d α、β-胡蘿蔔素 藻藍素 藻紅素	紅藻澱粉	纖維素 紅藻膠或石灰質	無	有	多細胞	98%海產，全世界約有6000種
藍藻植物門	葉綠素a β-胡蘿蔔素 葉黃素 藻藍素 藻紅素	肝醣 藍藻澱粉	醣蛋白纖維素	無	無	單細胞群體	大多淡水（75%）、少數海產

（本表格摘自國立台灣博物館http://www.ntm.gov.tw/seaweeds）

　　由上表看來，雖然我們常常說不能以貌取人，但是實際上對藻類我們還真是有點以貌（顏色）取「藻」。在了解藻類的分類之後，我們將進一步分析藻類含有哪些營養成分，讓它不管生長在哪裡，都得到人們的青睞與重視。

　　藻類主要可以分為四個植物門：即上述表格的綠藻植物門（chlorophyta）、褐藻植物門（phaeophyta）、紅藻植物門（rhodophyta）及藍藻植物門（cyanophyta）。其中綠藻大多分布在陽光可及的潮間帶，形態千變萬化，其顏色大多為鮮綠色或墨綠色，這是由於綠藻具有葉綠素a與b的緣故。且因為其所含葉綠素a和b的比例與高等植物十分相

近，光合作用的產物也是澱粉，細胞壁亦是由纖維素所組成，故綠藻一直被認為與陸生高等植物的演化，有著密切的關聯性。

褐藻是海藻中顏色較為樸素的一群，也是體型最粗大的類別，全為多細胞種類，且九成都生長於海水中。褐藻的色素除葉綠素a、c，β-胡蘿蔔素及葉黃素外，大多數的褐藻都含有可使藻體呈黃褐色的藻褐素（fucoxanthin），雖然其光合作用的產物也是澱粉，但卻與綠藻澱粉的成分結構不同。此外，褐藻的細胞壁富含藻膠物質，稱為褐藻醣膠（fucoidan），之後的章節會詳述此一成分的保健功效。

目前市面上所販售的海帶芽或是海帶柄，其實是一種名為裙帶菜的褐藻，由於台灣海域的海水溫度不夠低，所以大多由日、韓等地進口。

紅藻除了內含葉綠素a、葉綠素d、葉黃素及α、β-胡蘿蔔素外，還具有獨特的藻紅素（phycoerythrin）和藻藍素（phycocyanobilin），所以是大海中色彩最豐富的一群藻類，也由於這兩種色素可以吸收波長較長的藍光，因此紅藻可以比其他藻類生長在較深的海域。

藍藻雖然也叫藻，與水中其他藻類同樣具有光合作用的能力，但基本特性卻非常不一樣。在所有藻類中，藍藻是最原始的一群，它既沒有細胞核也沒有其他胞器，其染

色體與色素平均分散在細胞質當中，與細菌較接近，都被稱為「原核生物」。因此近年來已將藍藻歸類在細菌界中，稱作藍綠菌門。

　　一般可供我們食用的海藻主要包括：髮菜、紫菜、海帶、海帶芽、青海菜（又稱石蓴）、昆布及裙帶菜等。海藻含有極為豐富的營養成分，包括人體所需的醣類、蛋白質、胺基酸、維生素（B_1、B_2、B_{12}、C）、類胡蘿蔔素，以及許多陸地蔬菜所無法提供的礦物質（如碘、鉀、鎂、鐵、硒等），而脂肪含量卻極低（約占0.2～2%左右），所以是平衡營養的天然健康食物。

海藻的營養成分

現在，我們就來好好的介紹一下，到底不同種類的海藻裡面，有哪些重要的共同營養成分呢？

一、膳食纖維（Dietary Fiber）

我們在本書的一開始就討論過，大腸癌現在已經「榮登」癌症排行榜的第三位，這跟西化的飲食相關，因而坊間流傳這樣的一句話「大腸癌是吃出來的」。因為西方飲食是肉食多，纖維相對少，反觀傳統的東方飲食剛好相反。因此很多醫療專業人員提出以膳食纖維來預防大腸癌的口號。

箇中的道理是，高纖食品可以把大腸內的致癌物即時排出體外，減少瘜肉的發生，因為有些大腸癌是由大腸瘜肉轉變而來，由此減少了大腸癌的發生率。

膳食纖維是具有多醣類結構的大分子，是構成海藻細胞壁的主要成分，而細胞間隙中亦有豐富之含量。它的成分也是碳水化合物，然而由於鍵結的方式不一樣，因此無法被人體消化酵素所分解吸收，產生熱量。一般藻類的纖維量約為乾重的30～65％，遠高於豆類、五穀類、蔬菜

類及水果類的平均含量。膳食纖維依在水中的溶解程度，可分為「水溶性」與「非水溶性」兩大類。而海藻內的膳食纖維是歸屬於水溶性中的黏質，是一種黏性及保水性都極強的多醣類，就如同後面會再詳述的褐藻醣膠，遇水很容易形成膠狀，而能將某些物質吸附並隨著排泄物排出體外，可避免其再滲透進入血液中，這些物質包括膽汁酸轉變成的致癌物（脫氧膽汁酸）以及固醇類的物質等，所以能降低血液中膽固醇含量，達到預防動脈硬化的功效。

　　尤其是海藻內的水溶性纖維，可使食物停留在胃部時間增長，延緩胃排空的時程，且食物纖維在胃裡會體積膨脹，令人容易產生飽足感，並避免因攝取過量食物而導致的肥胖。如此一來，纖維的膠質會與食物凝結，造成醣類（尤其是葡萄糖）延遲被血液吸收，減緩血糖上升的速度，進而減少胰島素的分泌量，將有助於預防及改善糖尿病患對血糖的控制。美國心臟學會建議，若每天可在食品中加入10克的膳食纖維，就不會引起因進食而產生的高血糖，並能減少體內5％的低密度脂蛋白（LDL）及8.6％的膽固醇含量。且高纖維質的食物其熱量和油脂含量極少，因此可以用來控制體重。同時，膳食纖維在人

體內又能幫助消化及促進廢物排泄，避免腸道內有害細菌的孳生，故具有整腸效用。

此外，膳食纖維尚有預防腸憩室炎的功效，那原理又是什麼呢？當便祕或糞便太硬時，為了排便，大腸內壓力增加，使腸壁較薄處，特別是血管附近，突出而形成泡囊狀，即為憩室症。隨著年齡增加，憩室也愈多，但通常沒有明顯的症狀，所以常被忽略。但若食物殘渣或糞便滯留其中，則不易排除，會助長微生物的孳生，產生酸與氣體，終致發炎，稱為憩室炎。憩室炎常伴有腹痛、便祕或腹瀉，及消化不良等症狀。重複的發炎容易使受傷的腸壁增厚而造成阻塞，若發炎處黏著腹腔中其他器官造成瘻管或穿孔，將會導致嚴重出血，實不可不慎。

海藻類的纖維含量遠遠高出豆類、五穀類、蔬菜類以及水果類，在一個提倡高纖飲食的時代，實在是不可多得的飲食新寵。

綠藻、褐藻和紅藻內都含有豐富的膳食纖維。

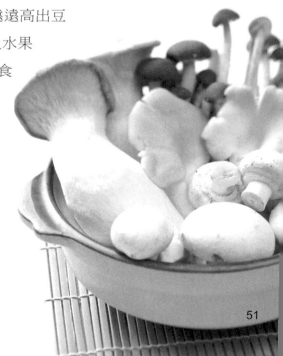

二、多醣體（Polysaccharides）

看到這個名字，大概不用我多作解釋，因為拜某家廣告之賜，多醣體已讓大家印象深刻、琅琅上口了。美國陸軍放射醫學及血液研究中心拜晨（M.L.Patchen）博士的研究顯示，使用多醣體可以明顯提升巨噬細胞的功能，進而促進人體對病毒、細菌、黴菌之防禦能力；同時，加拿大馬吉爾（McGill）大學癌症研究中心的蔓塞爾（P.Mansell）博士更補充指出，多醣體不僅有活化巨噬細胞的效果，也會加強人體的B細胞及T淋巴細胞的作用。所以，多醣體已知的功能包括促進巨噬細胞活化、自然殺手細胞活化、淋巴球細胞分泌細胞激素（cytokine）、免疫細胞產生抗體，調節T淋巴細胞的功能、誘導干擾素等，總結而論，可強化人體的免疫系統。

先說說什麼是「醣」吧，那就是所謂的碳水化合物，所有帶有氧分子（O）與氫分子（H）且兩者的比例和水分子一樣是1：2者，都屬於醣類。結構最簡單的醣類稱為「單糖」，如葡萄糖；由兩個單糖組成，名之為「雙醣」，如麥芽糖與蔗糖；而整體結構是由十個以上單糖所組成的物質，則都叫做「多醣」，有時候我們會習慣在多醣後面加個「體」字，主要是在突顯這類碳水化合物的結構很大。醣類免疫學之研究，就是要探討多醣體對於調節人體免疫的功能，是目前醫學研究的重要方向之一。綜合

相關多項研究成果證實，多醣體可歸納出具有下述之生理活性功能：

1.協助癌症患者之病情緩解：多醣體可以活化巨噬細胞，刺激細胞激素IL-1及IL-2之分泌，提升免疫功能。紐奧良慈善醫院（New Orleans Charity Hospital）曾用多醣體來協助腫瘤病患，使患者在治療期間，皆無任何併發症發生，而用在乳癌開刀後之婦女，則會加速患者之傷口癒合，減輕疼痛。1985年美國的醫生利用多醣體來治療愛滋病患，結果發現病患之細胞激素IL-1及IL-2均有顯著升高，而患者之死亡率亦明顯降低；在歐洲，多醣體已經能夠合法使用在癌症恢復期病人，並已獲得良好之成效。

2.多醣體是有效的免疫促進劑，並能對抗自由基：美國貝勒醫學院（Baylor College of Medicine）的研究人員，對其所做實驗指出，經由「口服多醣體」可有效促進人體非特異性免疫功能，使巨噬細胞之吞噬病原能力增加至少一倍，而口服效果與注射效果相同，此一研究成果，將多醣體變成一項廣為大眾接受的口服免疫促進劑；拜晨博士則發現多醣體是極佳的自由基清除劑，可以保護巨噬細胞免於遭受自由基之攻擊。

3.多醣體有降膽固醇及血糖之作用：在「口服多醣體效能之研究」中，科學家發現多醣體除了增進免疫細胞功能外，還有降低膽固醇之良好效能。亦有研究指出，使用

多醣體造成介白素-1（IL-1）分泌量增加，有調節胰島素分泌，降低血糖之功效，所以多醣體將可普遍被應用在協助糖尿病患血糖控制及預防方面。多醣體在褐藻以及紅藻中都有，其中褐藻醣膠容後再述。

三、β-胡蘿蔔素（β-Carotene）

　　β-胡蘿蔔素對人體有著非常重要的作用，它可以消除號稱萬惡之首的自由基。所以要討論β-胡蘿蔔素之前，得先說明自由基在人體內扮演的角色。什麼是自由基？簡單的說，自由基就是「帶有一個單獨不成對的電子之原子、分子或離子」，它們可能在人體任何部位產生，如粒線體，它是細胞內產生能量（進行氧化作用）的重要地方，所以也是產生自由基（過氧化物）的主要位置。

　　但是讀者們也別誤會，並不是所有的自由基對人體都是有害的，有些自由基是由人體自行產生、具有許多功能且可以擊殺外來入侵物的物質，不過因為某些原因產生過量時，也會因此導致疾病發生。人體的構造非常奇妙，少量的自由基對人體是有益的，這個在新陳代謝過程中產生的物質，活性很強，可與任何物質發生反應，如果遇到細菌、黴菌、病毒或異物等侵入時，體內的吞噬細胞就會先吞噬異物，然後再產生自由基，來消除這些異物。但是在異常的環境當中（包括外在的輻射、汙染，以及內在的壓力、情

緒），身體就會產生過多的自由基，當自由基的數量超過正常值時，容易造成蛋白質、碳水化合物、脂質等細胞基本構成物質的氧化，而成為新的自由基，於是開始了一個不斷的惡性循環，人體的功能因此逐漸損害敗壞，各種疾病就接踵而至。因此，為了防止產生過多自由基對細胞造成的傷害，建議應該從天然食物中適當補充抗氧化物質，減少體內自由基的過量生成。體內自由基一旦獲得清除，一來可避免不飽和脂肪酸、蛋白質及核酸遭受攻擊，二來還可因此減少多種疾病的發生，並減緩人體老化的速率。

而維生素A、C、E以及β-胡蘿蔔素、茄紅素等都有消除自由基與抗氧化的功能，所以，含有β-胡蘿蔔素的食物顯然具備了抗老防癌的功效。參照前面第46頁的表格，我們看到四大藻類當中，都含有β-胡蘿蔔素。β-胡蘿蔔素是維生素A的前驅物質，它在人體內有兩種抗氧化的能力：

1.可以與脂質過氧化自由基結合，而中斷脂質過氧化連鎖反應。

2.吸收氧氣因為光線照射（例如在眼睛）而變成激發氧氣的過多能量，阻止氧化作用的進行程序。因此，β-胡蘿蔔素除了能夠消除自由基外，還可以避免讓眼睛變成白內障的危險性。

由達特茅斯（Dartmouth）醫學院John A. Baron教授所領

導的一項試驗，發表在2003年〈美國國家癌症研究院期刊〉（Journal of the National Cancer Institute），共有864名受試者，結果顯示，給予 β-胡蘿蔔素補充劑之受試者，其結腸腺瘤復發的危險減少44%，說明 β-胡蘿蔔素可以降低結腸瘜肉復發的危險性。

四、親醣蛋白（Lectin）

海藻中含有一種特殊的蛋白質叫做親醣蛋白。什麼是親醣蛋白呢？我們從它的名字可以猜想到，它對醣類具有親和性，因為它能跟醣類產生非共價鍵結合。

親醣蛋白和細胞膜醣分子結合後會造成細胞沉降現象，因此是一種凝集素，故又稱為類凝集素或外源凝集素。親醣蛋白普遍存在於陸上動植物及微生物中，尤其在豆科植物種子內含量最豐富。它是一種具有高度特異性的醣類結合蛋白或醣蛋白，且藉由其辨識醣類的特性，在生物的防禦、生長、生殖、營養儲藏及共生上扮演重要的角色。親醣蛋白也可應用於血球分離檢測、藥物載體、免疫抗體的產生及抗癌藥物的醫藥用途上。

一般認為最早有關於親醣蛋白的敘述，首見於1888年由Peter Hermann Stillmark這位來自於愛沙尼亞的塔圖大學（University of Tartu）博士生，在其博士論文中發表。這種親醣蛋白與細胞表面之醣分子結合的形態，就如同酵素

與受質結合，也類似抗原與抗體結合的原理。台大名譽教授董大成（1991年）發表於中華民國營養學會雜誌的論文指出，親醣蛋白可以經由刺激巨噬細胞間接促進輔助性T細胞分泌介白素-II（interleukin-II，IL-II），並能使T淋巴細胞生長增殖或分泌其他淋巴激素，例如干擾素、B淋巴細胞生長因子，還可進一步促進B淋巴細胞分化為漿細胞（plasma cell），進而提升抗體之分泌。另外親醣蛋白也可刺激T淋巴細胞膜上IL-II接受體表面外露易見，使IL-II與T淋巴細胞結合，促進其分化。由此可知，親醣蛋白與人體免疫功能之關係密切，是故其對免疫系統之影響力亦不容小覷。

此外，感染一直是臨床最難處理的問題之一，若長期使用抗生素滅菌，則可能發生細菌抗藥性的問題，更有可能因此造就難以消滅的超級病菌，醫學界一直為此深感困擾。不過，2008年9月，成大生化暨分生所吳華林教授領導之研究團隊，發現親醣蛋白的結構，可以抑制發炎反應，能應用於預防或治療患者因細菌感染，所引發嚴重發炎，而導致菌血症，甚至死亡的案例。這項研究成果刊登在8月份國際血液學權威期刊〈血液〉（Blood）上，引起國際高度重視。

研究人員發現，在小鼠動物實驗中，其親醣蛋白結構體可與細菌外層的脂多醣體（lipopolysaccharides，LPS）上的

路易士Y抗原（ley）結合。脂多醣體就是內毒素，是格蘭氏陰性細菌感染時，引起發炎反應的最重要因素，其分布在細菌的最外層。研究團隊經由活體外實驗證明，親醣蛋

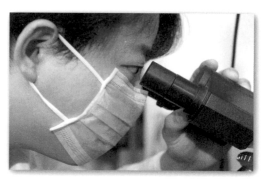

白經由與路易士Y抗原結合，而與大腸桿菌、克雷白氏肺炎桿菌等格蘭氏陰性菌結合，使細菌不易穿透細胞，因此減低發炎反應。研究團隊也首度發現，親醣蛋白可以使細菌聚集，增加巨噬細胞的吞噬能力，同時也能抑制內毒素刺激巨噬細胞引發的發炎反應。動物實驗則證明，加入親醣蛋白可有效抑制發炎反應，甚至小鼠24小時死亡率也從100％降到只有30～40％，傷口癒合的速度增進一倍，從7天縮短為3～4天。除了菌血症、細菌感染常見路易士Y抗原外，肺癌、乳癌、大腸癌的腫瘤細胞上也常見路易士Y抗原，未來人體實驗如果成功，親醣蛋白可以用來清除細菌，緩解發炎反應，甚至抑制腫瘤細胞生長，造福更多癌症患者。

親醣蛋白不但可以凝集紅血球、腫瘤細胞、淋巴球等等，還能促進淋巴球的分裂，因而具有激發免疫系統的機能。將海藻親醣蛋白應用在人體保健及醫藥方面的研發，

多數尚在萌芽階段，我們只能說它是明日之星，具體的醫療保健作用假以時日，會更令人期待。四大藻類皆含有親醣蛋白。

五、胺基酸（Amino Acids）

我們都知道胺基酸是蛋白質的基本構成單位，而人體中的肌肉、韌帶、肌腱、器官、腺體、指甲、頭髮及體液（膽汁與尿液除外）等均由蛋白質構成。骨骼生長發育必需的酵素、荷爾蒙等，也都包含各式各樣蛋白質。蛋白質僅次於水，占體重的第二大部分。因此，可想而知為什麼蛋白質對身體健康是如此的重要。

藻類中豐富的蛋白質含量，使其成為非傳統蛋白質的優良來源，幾乎所有的藻類比一般的食物具有更完整的胺基酸組成。每一個藻類細胞皆能合成所有的胺基酸，因此能提供包含人類及動物，足夠的必需胺基酸。什麼是必需胺基酸呢？凡是人體無法自行合成，必須依賴食物供應的胺基酸稱為必需胺基酸；而體內細胞可以自行合成，不須經由食物攝取，則稱為非必需胺基酸。

海藻含有二十多種人體所需的胺基酸，重要的是大部分都是含硫胺基酸，如牛磺酸、甲硫胺酸、半胱胺酸以及它們的衍生物，每100克乾藻體的含量約在41～72毫克之間。甲硫胺酸（methionine）就是所謂的蛋胺酸，屬於含硫

第 3 章　揭開海藻的神祕面紗

必需胺基酸，與生物體內各種含硫化合物的代謝有密切之相關。甲硫胺酸在人體內會轉變成半胱胺酸，是進行氧化還原不可或缺的胺基酸。還可利用其結構中所帶的甲基，對有毒物或藥物進行甲基化，而達到解毒的功能。如果缺乏此種胺基酸時，會出現疲倦、肌肉萎縮、貧血、抵抗力減弱等症狀。半胱胺酸及牛磺酸在體內合成時，亦需仰賴甲硫胺酸的幫助，因為人體可利用甲硫胺酸來衍生一種物質，稱為膽鹼（choline）， 其在體內扮演極為重要的角色。人類腦部細胞藉著釋放神經傳導物質來相互溝通，其中很重要的神經傳導物質叫做乙醯膽鹼（acetylcholine），而膽鹼正是腦部這種神經傳導物質以及許多重要化學訊息物質的前身。膽鹼主要與學習和記憶力有關，而在大腦發育期間，膽鹼也扮演促進腦細胞分裂的重要使命，由於膽鹼對於兒童出生前與新生兒腦部認知能力發育極為重要，故孕期及新生兒早期膽鹼之補充，對於腦細胞的成長以及增進學習力與記憶力有長久的影響性，甚至對於日後腦神經細胞的壽命延長都有幫助。且隨著年齡的增長，人體所製造的乙醯膽鹼，不但分泌量減少且效率較差，這也成為老

人健忘的可能因素。是故甲硫胺酸實為人體不可或缺的重要胺基酸。

半胱胺酸（cysteine）屬於非必需胺基酸，其衍生物N-乙醯-半胱胺酸（N-acetyl-cysteine，NAC）具有許多臨床應用價值，其作用包括：

1.NAC為黏液溶解劑，具有很好的痰液溶解作用。其分子中所含硫基（-SH）透過化學氧化基團相互發生作用，使痰裡多肽鏈中的雙硫鍵（-S-S-，disulfide bonds）斷裂，降低痰液的黏滯性，讓其軟化容易咳出。適用於大量黏痰阻塞所引起的肺部疾病。

2.乙醯胺酚（acetaminophen）中毒之解毒劑。乙醯胺酚就是常見的解熱鎮痛劑──普拿疼，它經由肝臟酵素代謝，形成中間代謝產物，這種代謝產物是引起肝毒性的主要物質；當投與大劑量乙醯胺酚時，則會有大量的中間代謝產物形成，導致中毒。而NAC則能減少這種中間代謝產物的產生。另外，Lynch等人於2004年發表於〈重症護理〉（Accident & Emergency Nursing）期刊之研究報告，顯示NAC還能影響微血管循環而改善心臟輸出功能、減少自由基形成和嗜中性白血球於受損的肝臟堆積等其他優點。

3.2006年刊載於〈新英格蘭醫學期刊〉（The New England Journal of Medicine），由Marenzi等人撰寫的研究報告指出，糖尿病病患及慢性腎功能不全之病患，接受

心臟血管攝影術（cardiac angiographic procedures）前給予NAC，可以有效預防顯影劑如iohexol，所造成的腎病變（nephropathy）。

由上述幾項醫學研究所得出的報告，可知半胱胺酸衍生物在臨床應用的重要性。

而牛磺酸（taurine）在心臟、骨骼及肌肉等處存在較多，所以如能攝取足量牛磺酸可加強上述部位之功能，預防心臟衰竭等。同時因為牛磺酸是幫助製造膽鹽的成分之一，而膽鹽有助脂肪消化，因此牛磺酸也間接幫助脂肪消化，及促進脂溶性維生素吸收的功效。

牛磺酸不僅有益心臟，根據研究顯示，若飲食中缺乏它，視網膜內負責中央視覺的黃斑部將會產生退化的現象。牛磺酸可保護視網膜內的感光細胞，感光細胞又分為錐狀細胞及桿狀細胞兩種。錐狀細胞主要分布於黃斑部，負責中心視力及顏色視覺，在白天瞳孔小時功能最佳，若黃斑部有病變時，會使中心視力大為降低。桿狀細胞主要分布於視網膜周圍，負責暗視力及周邊視力，於夜晚瞳孔放大時功能最佳，若有病變時，則會造成夜盲症。而老年性黃斑部病變是50歲以上的老年人常見的視力退化疾病，年紀越大，盛行率也越高，最後雙眼視力嚴重衰退；在歐美地區，老年性黃斑部病變往往是失明的首要原因，此病變在台灣也僅次於白內障。由於視網膜上任何部位一

旦出現退化，就無法恢復，且視覺神經遇有受損是不能再生的，由此可見牛磺酸對視力保健之影響甚鉅。

　　一般食物中，除母奶、雞蛋及豆類含較多量的牛磺酸外，大多數物種的硫胺基酸含量普遍偏低，或根本沒有。因此，海藻食物成了補充此類胺基酸的重要途徑。

六、脂肪酸（Fatty Acids）

　　海藻的脂肪酸含量很少，約占1～5％，但某些特殊脂肪酸對人體健康有很大幫助。在少數動物及高等植物常見的脂肪酸是棕櫚酸、肉荳蔻酸、月桂酸及硬酯酸等飽和脂肪酸，而海藻中除了含有上述這些脂肪酸之外，還有不飽和脂肪酸。如海帶、羊栖菜及裙帶菜含有油酸、亞麻油酸及次亞麻油酸，後兩者是人體必需的不飽和脂肪酸，也就是人類無法自行合成的脂肪酸。

　　讓我們先來了解一下，何謂脂肪酸？脂肪酸是由一長串碳氫鏈所組成，是構成脂質的主要成分。這些脂肪酸依雙鍵飽和程度可分為不含雙鍵的飽和脂肪酸（saturated fatty acid）及含有雙鍵的不飽和脂肪酸。其中，不飽和脂肪酸可由雙鍵的數目，再細分為只有單個雙鍵的單元不飽和脂

肪酸（monounsaturated fatty acid）和含有多個雙鍵的多元不飽和脂肪酸（polyunsaturated fatty acid）。而不飽和脂肪酸亦可由雙鍵的位置分成以下系列：

- ω-3（omega-3）系列，包含EPA（eicosapentaenoic acid）、DHA（docosahexaenoic acid）和 α-亞麻油酸（α-linoleic acid）等。

- ω-6（omega-6）系列，包含亞麻油酸（linoleic acid）。

- ω-9（omega-9）系列，例如：油酸（oleic acid）。

所謂必需脂肪酸（essential fatty acids），是身體不能自行合成的多元不飽和脂肪酸，需要從飲食中攝取以維持正常生理機能，是細胞膜和防水組織的重要主成分，細胞膜的通透性控制了細胞間訊息的傳遞、物質的識別、吸收、運輸、排泄等生命現象。另外，必需脂肪酸也可以轉變成體內重要的調控物質，例如：花生油酸族群被人體細胞合成前列腺素、凝血素、白三烯素（leukotrienes）等。缺乏必需脂肪酸，將影響細胞的正常功能，使器官組織失調。

一般而言，紅藻比綠藻及褐藻含較多的高度不飽和脂肪酸，尤以20碳5烯脂肪酸（EPA）較為常見。EPA可以降血壓以及紓解壓力，還可以抑制血液膽固醇含量上升及血小板凝集，防止血栓形成及心肌梗塞，對循環系統疾病有預防作用。當然，如果讀者不太認識EPA的話，那麼它的好朋友22碳5烯酸你一定不會不知道，那就是DHA。DHA

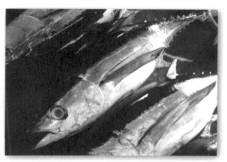

對發育中的嬰幼兒非常重要，因此醫師也會建議懷孕中和哺乳期的母親補充DHA。而DHA和EPA這兩種脂肪酸通常在深海魚類的魚油中含量較多。但是因為深海魚類大多是大型肉食魚，處於海洋食物鏈的頂端，比較容易累積汙染，所以，如果可以直接從藻類中攝取，或許可以降低重金屬及化學致癌物汙染的可能性。

世界衛生組織、美國心臟協會（AHA）、英國營養學基金會（BNF）等機構，早已認同ω-3對健康的重要性及好處，那EPA及DHA到底對我們的身體會提供哪些益處呢？

1.降低膽固醇，控制血壓：EPA及DHA可以促進膽固醇代謝，降低LDL（壞的膽固醇）及血液中三酸甘油酯濃度，提高及改變脂蛋白代謝速率；並可維持血管彈性，控制血壓上升，降低高血壓患者發生出血性中風之風險，進而降低心血管疾病的發生。

2.減少血栓形成：血栓形成的主因是LDL氧化並刺激血管內皮細胞，造成血管內壁損傷，此時血小板及膠原纖維都會增生，以修補受傷部位，但若血小板持續凝集，膠

原纖維不斷增厚，再加上LDL堆積在血管內，就會形成血栓。EPA及DHA能有效阻止肝臟脂蛋白的合成，並增加低密度脂蛋白的代謝，減少血栓形成；且可以抑制血小板的凝集反應，進而預防心血管疾病。

3.預防並改善憂鬱症：哈佛大學醫學院研究發現，ω-3系列脂肪酸含有類似對抗抑鬱的成分。芬蘭研究每週至少吃一次魚的人，罹患憂鬱症的機率下降三成。2002年4月所舉行的美國化學藥品協會全國會議上，Kyle醫師所做的實驗表明，若在哺乳婦女的飲食中添加DHA，不但能有效改善嬰兒早期的發育，還能降低產後精神憂鬱症的發生率；且DHA的攝入越高，憂鬱症的發生率就越低。

4.改善老人失智：隨著年齡漸增，腦中的DHA含量就會逐漸減少，也就是容易造成腦部功能的退化；DHA具有使腦細胞活化的力量，能充分提高記憶及學習能力。也就是提升腦部酵素活力，讓腦部有充分的營養，延緩腦神經纖維萎縮，進而預防老人失智症發生。

5.減緩視力退化：DHA有助視網膜及視覺神經細胞發育，每週吃兩次深海魚，可降低36％罹患黃斑部退化病變的機率。此外，還可降低紫外線對視網膜細胞造成的傷害。

6.緩解發炎反應：ω-3系列脂肪酸的抗發炎性質，有助減輕免疫系統疾病所引起的症狀，例如紅斑性狼瘡、類

風濕性關節炎和雷諾氏症等，並能舒緩類風濕性關節炎的關節發炎、腫脹及僵硬程度。

除了上述多項功能外，2009年8月刊載在〈美國心臟學院期刊〉（Journal of the American College of Cardiology）的一篇研究，評估過去30年來，針對ω-3系列脂肪酸對預防心臟病益處的結果顯示，總共超過4萬名心臟病發後的患者，每天服用DHA和EPA，可降低30％死於心臟疾病的風險。另外，富含ω-3的飲食也可以減少動脈硬化、心律不整、心臟病猝死以及心臟衰竭的機率。負責研究的Lavie醫師表示，藉由EPA和DHA進入細胞膜後之有效及正確的運作，有助於改善心臟的心電活動、肌肉張力、血小板安定性、血壓及其他。故研究人員因此推論，DHA及EPA不僅能讓健康的人預防心臟疾病，也能讓已患有心臟病的人減少發作的危險，對於保護心臟方面，確實具有不錯的成效。

在我們目前討論的四種藻類當中，都含有上述的優良脂肪酸。

七、維生素（Vitamins）

維生素跟人體的關係無需贅言，就拿很多文明病來說，像長期疼痛、容易疲倦、情緒起伏，都可能跟缺乏維生素B12有關；維生素C則與敗血症、牙齦炎、心臟病等多

種疾病相關；而維生素E更和人體多達45種疾病連上線，包括皮膚、肌肉、聽力、視力、癌症及心臟病等問題，更神奇的是，這種維生素可以保護肝臟，避免因過度疲勞而受害……

海藻含有多種維生素，其中以維生素B群為主，但也含有多量的維生素C、E及菸鹼酸，有些海藻還含有維生素A、D及K等，首先，讓我們來了解一下維生素的分類，再來詳述海藻中所含的維生素在體內的功能吧！

維生素又稱為維他命，泛指一群化學物質，可以來自天然動植物，也可以人工合成，但就是不能由人體自行合成（維生素D除外）它們是維持生命所不能缺乏的物質。發生在人體內各種生化反應的眾多步驟，都必須依賴維生素來作為催化酵素，它在人體生理新陳代謝上具有非常重要的作用。維生素根據其溶解性可分為兩大類：脂溶性維生素與水溶性維生素，其中脂溶性維生素包含維生素A、D、E、K等，因其具有可溶解在脂肪及油脂中的特性；而水溶性維生素則包括維生素B_1、B_2、菸鹼酸（B_3）、泛酸、B_6、葉酸、生物素（B_7）、B_{12}（以上皆屬於維生素B群）及維生素C等。脂溶性維生素可在肝臟及脂肪組織中貯存數月之久，而水溶性維生素只能在體內停留很短的時間，因此不會累積，須經常補充。

維生素A又稱視網醇（retinol）為維持人體正常視覺功

能、基因表現、生殖、胚胎發育、生長以及免疫功能所必需之脂溶性維生素。動物性食物提供的維生素A以視網醇型式存在，在腸道內被水解、酯化後吸收；植物性食物所提供的維生素A以類胡蘿蔔素（carotenes）為主，其中 β-胡蘿蔔素具生物活性可轉化成維生素A。肝臟是貯存及代謝維生素A的主要器官，其重要生理功能如下：（1）維持正常視覺機能：如前所述，視網膜上的感光細胞對視覺的影響不言可喻，而桿狀感光細胞位在視網膜邊緣，對於夜間視力非常重要，而其內含之紫紅色色素蛋白，又稱為視紫質（rhodopsin），主要負責感光的功能，缺乏後就無法感光，而視紫質的彌補基（prosthetic group）就是維生素A。（2）維持全身表皮細胞完整性：調控表皮細胞分化過程基因表現，使其生成型態及功能完整之表皮細胞。（3）控制生殖細胞成熟、胚胎分化、成長發育過程中之基因表現及骨母細胞（osteoblastic）的生長等，都必須要維生素A的參與以維持正常發育。（4）調節細胞膜通透性。維生素A攝取不足會出現夜盲症、結膜或角膜軟化潰瘍等疾病。

維生素D在自然界有兩種主要型態：（1）維生素D2（ergocalciferol）：來自酵母及植物固醇（ergostenol）；（2）維生素D3（cholecalciferol）：由皮膚膽固醇之前驅物（7-dehydrocholesterol）經紫外線照射，轉換成維生素D3，

之後再經由肝臟的酵素作用，最終生成具有生物活性的 1,25-雙羥基膽鈣化醇（1,25-dihydroxycholecalciferol），才

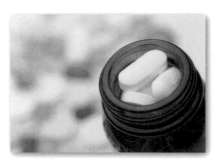

能發揮生理功能，因此維 生素D又被稱為「陽光維 生素」。維生素D可以透 過以下機制，藉以調節人 體內鈣質的吸收與代謝： （1）提升小腸對鈣的吸收 率。（2）促進腎小管對鈣、磷的再吸收，減少鈣質隨尿 液排出。（3）既可促進新骨生成，又可促使鈣質從骨骼 中游離出來，維持骨鈣的動態平衡。

而根據2009年美國明尼蘇達大學Sibley教授發表於美 國內分泌醫學會年會上的一項研究顯示，體內維生素D濃 度的高低，可能是影響減重成效的關鍵因素之一。研究人 員針對38位體重過重之受試者，進行一為期11週的極低 熱量飲食減重計畫（每天僅攝取750大卡熱量），並於計畫執 行前後抽血檢測作比較，結果發現，若受試者每毫升血液 中增加1毫微克（ng）的1,25-雙羥基膽鈣化醇，在節食計 畫期間平均可多減少0.2公斤。此外，體內維生素D的濃度 越高，似乎越容易減到難減的腹部脂肪。

維生素E為人體細胞膜最重要的自由基清除者，是中 斷連鎖反應之抗氧化劑（chain-breaking antioxidant），其可

與多元不飽和脂肪酸所形成之過氧化自由基反應，斷除自由基造成之脂質過氧化反應。維生素E主要分布在富含不飽和脂肪酸磷脂質之細胞膜上，負責細胞膜的抗氧化作用。體內承受氧化壓力的組織和細胞，例如紅血球、肌肉等都需要維生素E的保護，以免組織受傷而影響生理功能。

維生素K為血液凝固所不可或缺，主要是血液中凝血酶原與鈣結合，其共同形成的結構需要充足的維生素K。正常的凝血功能可以避免傷口長期流血，造成身體大量失血而危及生命，所以當病患要進行手術之前都必須先檢測凝血時間。此外，維生素K也與骨骼形成有關，能活化造骨細胞，促進骨質與鈣結合，增加骨質密度，進而幫助鈣質留在體內，故維生素K還能預防骨質疏鬆症。雖然腸內益生菌可以合成製造維生素K，但卻不足以提供人體之所需，必須額外補充。

衛生署於2009年9月公布2004～2008年度最新國民營養狀況變遷調查，結果發現19歲以上成人，維生素B群嚴重缺乏，每10人中有1人維生素B_1攝取量不足，維生素B_2缺乏的盛行率也達7％，尤其是年輕人和育齡婦女兩個族群，缺乏盛行率最高，其次是青壯年男性與老年人。那維生素B群到底在體內扮演什麼重要的角色呢？

人體每天都在重複同一個動作，就是將吃進去的食物

轉換為可供身體所需的能量，即碳水化合物、脂質與胺基酸等能源營養素代謝過程中，皆需要維生素B群當做輔助因子。此外，B群還有助於腦內化學物質的合成，幫助神經組織傳遞訊息，使神經系統運作正常。所以當B群不足時，情緒容易不穩定、脾氣也會焦躁不安，更嚴重時甚至會出現腳氣病、皮膚發炎或貧血。

維生素B_1又稱為抗神經炎因子或抗腳氣病因子，主要在α-酮酸的脫酸反應中擔任輔酶的角色，缺乏時會影響到身體的神經、腸胃道、心臟等系統，容易造成發怒、神智不清、鬱鬱寡歡的情形；維生素B_2與體內氧化還原有密切關聯，是維持皮膚及黏膜健康所必需，缺乏時會出現口角炎和皮膚炎等問題；且B_2及B_{12}都與安定神經有關。

另有種不是那麼常見，卻也非常有趣且重要的維生素就是B_3，又被稱為菸鹼酸（niacin）。它可以維持人體正常能量代謝與消化道、皮膚和神經的健康；其次，也可作為酵素輔酶，是能量代謝、呼吸作用所必需成分，並參與代謝之電子傳遞，為生化反應中重要的電子供應者，也是性荷爾蒙合成不可缺少的物質。

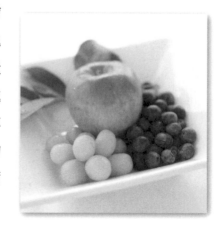

這種水溶性維生素具有促進血液循環與舒張血管的作用，可緩和高血壓與偏頭痛，並有益於降低膽固醇。而美國學者羅恩‧賀伯特更發現，菸鹼酸可以促使細胞釋放毒素和藥物，對身體的清理保健具有非常大的功用。

維生素C又名抗壞血酸（ascorbic acid），主要參與人體內一些氫化反應（hydroxylation），例如膠原蛋白（collagen）、神經傳導物質、膽固醇及荷爾蒙等物質之生合成。膠原蛋白是一種細胞與細胞間的結合物質，有助於皮膚、肌肉、骨骼、韌帶、牙齒釉質之結締組織的形成。維生素C除了是膠原蛋白製造過程中所必需的輔因子，亦是構成膠原蛋白的要素，所以維生素C可以促進傷口癒合、皮膚燒傷復原及增加對受傷及感染等壓力之抵禦能力。另外，維生素C具有抗氧化功能，有助於清除細胞內之自由基，並且保護維生素A、E及多元不飽和脂肪酸，避免其受到氧化；而維生素C尚有促進小腸對鐵吸收之功能。

而上面提到的這幾種維生素都是海藻中所含有的。

八、礦物質（Mineral）

礦物質在人體中的含量極少，但是卻擔任非常重要的調節作用。而海水含有大量的礦物質，生長在其中的海藻自然「耳濡目染」，吸收到很多礦物質，比起陸地上的植

物，具備了先天的優勢，而海藻合成的有機礦物質又很容易被人體吸收，其中以鈉、鉀、鈣、鐵及鎂為最多，其餘尚含有鋅及碘等無機元素。

鈉離子在人體的功能包括：調節細胞外液的量；維持人體血漿容積及調整血管間隙的大小；平衡細胞外液與細胞內液間的滲透壓，以控制體內水分的分布；幫助神經衝動的傳導，控制肌肉的收縮、維持人體心肌的應激性（excitability）。鈉離子是人體細胞外液主要的陽離子之一，是維持體液平衡的主要電解質，因此鈉每日建議攝取量（recommended daily allowances，RDAs）為500毫克，如此即可應付所有身體活動，或氣候造成汗液流失情況下的需求量。

鉀離子亦為人體細胞內液中主要的陽離子之一，其對肌肉活動具有顯著影響力（尤其是心肌）。它在體內的功能有：調節細胞內的滲透壓；為細胞生長及代謝所必需 （主要影響醣類代謝及蛋白質的合成）；有助於神經衝動的傳導；並維持適當骨骼肌、心肌及平滑肌的功能；以及平衡人體酸鹼值等。此外，鉀還有助於血壓的調節，降低高血壓與中風的機率。

鈣是人體骨骼和牙齒的重要組成成分，女性在更年期之後，更會發生鈣質大量流失的狀況，而茶、咖啡等飲料也會帶走鈣質。因此不管是成長中的兒童，還是懷孕、更

年期的女性，抑或喜歡喝茶，喝咖啡的人，每天攝取鈣質都是維持健康所必需。人體所有的細胞都需要鈣離子，其是生物體中許多生化過程不可缺少的元素，如促使肌肉收縮、釋放激素、神經傳導、血液凝集、心律調節，甚至對緩解女性生理期下腹疼痛亦有幫助。

鐵在人體的總含量只有4～5公克，但是功能不容小覷，它用於合成血紅蛋白，維持正常造血功能，而且是構成各種金屬酶的必需成分；另外，可活化某些金屬酶和它的輔助因子，在身體內運送氧的過程以及細胞內電子傳遞中發揮極其重要的作用。

缺鐵在不同年齡層身上出現不同的徵狀，嬰幼兒表現為對周遭事物不感興趣，易煩躁，解決問題的主動性降低，專注的時間變短，學習能力和記憶力差；青少年表現為學習能力和工作耐力降低；成人則表現為冷淡呆板。其次，表現在身體則是抗感染能力低下，小朋友容易感冒、腹瀉，而缺鐵的女性呈現出畏寒、寒顫、失眠等。如果可以適量補充鐵質，對身體的幫助是絕對有用的。另外，茶與咖啡攝取過量，也會影響腸道對鐵的吸收，故有貧血傾向者，應避免喝茶及咖啡過量。

鎂是維持骨骼結構及功能的重要元素，也是體內眾多酵素的輔因子，另與鈣的調節及恆定有關，並可保持神經、肌肉之正常功能。當鎂缺乏時，細胞內的鈣濃度會上

升，由於鈣濃度會影響骨骼肌與平滑肌的收縮，故會造成肌肉痙攣、血管收縮導致高血壓。

美國最新的研究發現，人體缺少鎂將加速細胞老化，同時也會增加人們罹患心血管疾病、高血壓、糖尿病、骨質疏鬆症及某些癌症的風險。應適當攝食海藻免得人體「鎂」中不足。

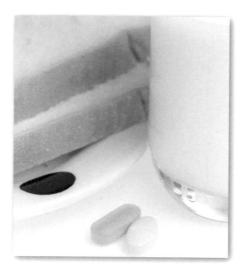

鋅在人體的生化功能包括：（1）催化作用：酵素的催化需要鋅，體內含鋅的酵素約有百種以上，它們參與醣類、蛋白質、脂肪、核酸與維生素的代謝。鋅所投入的酵素反應，多半與生長發育及細胞分裂有關。（2）結構作用：鋅協助維持蛋白質分子的形狀，與蛋白質活性有關。（3）調節作用：激素分泌細胞與某些神經細胞可分泌鋅離子，負責細胞間訊息的傳遞；而細胞中的鋅離子，可參與細胞內傳訊和調節功能。

而鋅的生理功用更是重要，（1）在免疫系統中扮演很重要的角色，為T淋巴細胞分化及增生時所必需的元

素。有研究指出當鋅缺乏時，會使胸腺分泌激素的功能減退，因此T淋巴細胞的分化與增殖會受到抑制，影響免疫功能。（2）

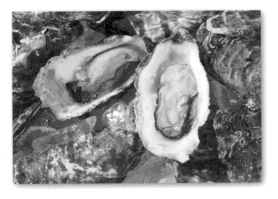

鋅與維生素C結合，參與體內膠原蛋白的合成。（3）男性的睪丸要製造雄性激素需要鋅，精子的製造與健康也要靠鋅，所以在生殖系統中鋅的地位無可取代，不可或缺。（4）鋅為體內抗氧化劑──超氧化物歧化酶（superoxide dismutase，SOD）作用時所必需的金屬離子，SOD屬於氧化還原酵素，是體內對抗自由基的重要防線，具有抗氧化作用。

　　碘是合成甲狀腺素的主要成分，當身體需要利用甲狀腺素時，甲狀腺素就會被釋放至血液中，它能幫助體內調節新陳代謝的速率，而發育期兒童的身高、體重、骨骼、肌肉的成長，都有賴甲狀腺素，如果這個階段缺乏碘，會導致兒童發育不良；此外，在大腦神經系統發育的初級階段（從懷孕開始到嬰兒出生後2歲），必須仰賴甲狀腺素，如果此時期飲食含碘不足，則會導致幼兒發育不良及智能低下，臨床上稱為呆小症（cretinism）；而且這個過程是不可

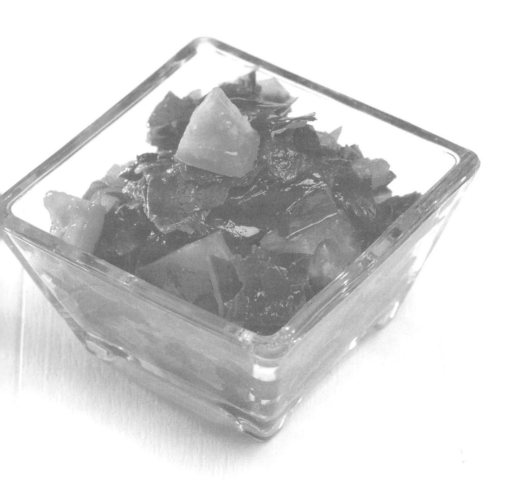

逆的，以後即使再補充碘，也不可能恢復正常。由此可知碘對人體的重要性不可忽視。

褐藻、綠藻、螺旋藻
及酵母硒的特殊營養成分

　　在癌症治療中，除了正統醫療之外，如果可以配合一些有效的保健食物，是會對醫療效果有幫助的，同時也能降低某些醫療措施的副作用。而最近引起專家熱烈討論的保健食物之一就是藻類。由於各種藻類所含營養成分略有不同，若能平均攝取，就如同各種顏色的食物都吃到，則能相互作用產生最大的健康成效；前面已經說明了藻類的共同營養成分，接下來，我想談談各種藻類的特殊營養成分，以及一個在最近免疫學上扮演很重要角色的硒元素。

一、褐藻所含之褐藻醣膠

　　褐藻醣膠是一種水溶性食物纖維，從化學結構上來說，是一種以「硫酸基（fucose）」為主的多醣體，富含於海藻類的「黏滑」成分中。

　　褐藻醣膠是在1913年由瑞典Uppsala大學的柯林（Kylin.H.Z）教授發現的，他研究了海帶中的黏滑成分，當時將它命名為 fucoigin，之後在國際醣類命名規範中改稱做fucoidan，也就是現在所說的褐藻醣膠。在1996年，第

55屆日本癌症學會大會上發表了＜褐藻醣膠可誘發癌細胞凋亡（apoptosis）作用＞的報告後，就激起了專家學者對褐藻糖膠的研究熱潮。

接下來，我們先向大家介紹褐藻醣膠的化學結構式是：$(C_6H_{10}O_7S)_n$，而其立體結構圖則標示如下：

褐藻醣膠被發現於各種品種的褐藻中，像是昆布、紫菜、墨角藻、海蘊（或稱水雲、岩藻）、裙帶菜、羊栖菜（又名鹿尾菜）等等，亦被發現存在於動物中，如海參。褐藻醣膠大致可區分為兩種不同的形式：F-褐藻醣膠及U-褐藻醣膠。

褐藻醣膠經科學研究證實，具有三種防癌作用：第一，啟動癌細胞凋亡機制；第二，增強自體免疫力；第三，抑制癌細胞血管增生。這三方面的細節我們會在下幾個章節中詳加討論，先賣個關子。

二、綠藻

綠藻（chlorella）俗稱小球藻，是荷蘭微生物學家馬丁努‧貝澤尼克在1890年發現的，乃是最早受到研究的藻類。營養極為豐富，被尊稱為濃縮的營養素寶庫，可提供大量的蛋白質、胺基酸、纖維素、酵素、胡蘿蔔素、維生素C、E、K和維生素B群。綠藻還富含礦物質，包括鈣、鐵、磷、鉀、鎂及微量的錳、碘與鋅。

綠藻中植物性蛋白質含量占50％以上，並含有人體無法合成的8種必需胺基酸，超過20種以上的礦物質、維生素等營養成分。葉綠素的含量是一般植物的4倍，經光合作用產生營養素的能力更是其他植物的10倍，由於綠藻細胞的體積與人類紅血球相同，其所含豐富的葉綠素，亦與人類的血紅素構造相似，具補血功能，因此綠藻又被稱為「綠色血球」。實驗證實，葉綠素促進造血，增加紅血球數量，能改善貧血的症狀。而在癌症患者當中，很多治療的副作用都會產生貧血，因此這一功能對這些患者來說，是一大福音。在陽光與養分充足的環境下，綠藻可在一天內完成一次細胞分裂，其快速的繁殖能力與旺盛的生命力為生物界罕見。美國太空總署（NASA）更將綠藻列為太空人征服宇宙的「太空食品」，故被譽為二十一世紀的「綠色超級食物」。

此外，它也是最強效的排毒利器，有助於排除腸、

肝、腎以及血管的毒素。並可促進大腸益生菌恢復正常功能，刺激細胞組織重生，幫助消化，防止體內鈣質流失，加強鐵質吸收。

綠藻另一個重要成分是綠藻生長因子（chlorella growth factor，CGF），這是日本Fujimaki醫師最早發現的。他在1950年代初期，使用電泳技術將熱水中的綠藻萃取物進行分離，並將這些綠藻分離物取名為綠藻生長因子，在進一步的研究中發現，綠藻生長因子含有相當豐富的核酸（nucleic acid，包含核醣核酸（RNA）與去氧核醣核酸（DNA））、核蛋白、胺基酸、多醣類、酵素、醣蛋白及植物荷爾蒙等。綠藻是所有已知植物當中核酸含量最高的（每100公克中，核酸含量共4320毫克，其中DNA占650毫克，RNA占3670毫克）。它們可以促進細胞活化，增加人體細胞生長速度，延緩老化現象。

人類是以新陳代謝的方式，藉由細胞分裂製造另一批新的細胞來維持生命，而細胞分裂過程的掌控者就是核酸；其中 DNA 負責正確複製遺傳基因並經由轉錄作用（transcription）製造RNA；

RNA則經由轉譯作用（translation）製造蛋白質。核酸是生物體賴以生長、生殖及修復毀損部分的物質，是控制代謝、遺傳和合成蛋白質的功能成分，核酸不足將會導致細胞新陳代謝速率緩慢，也就是說缺乏核酸，會使某些細胞、組織的功能減退，導致疾病及老化的情形發生。

福蘭克（Dr. Benjamin S. Frank）所著的《福蘭克的不老飲食》（Dr. Frank's No-Aging Diet）一書中提到，服食高含量核酸的食物能修復及生產人體的核酸。核酸是細胞內核醣核酸及去氧核醣核酸的一部分，缺乏它被深信是造成老化及疾病抵抗力退化的主因。而在目前的食物當中，罐裝沙丁魚被認為是含有核醣核酸最高的食物，而綠藻中核醣核酸的含量是沙丁魚罐頭的17倍之多。

除了綠藻生長因子外，其細胞壁富含藻類多醣，可以促進免疫系統之T淋巴細胞快速增生並活化，從而提高人體的抵抗力（特別是對抗病毒的能力）。每年4月至7月是台灣腸病毒的好發季節，根據國立海洋大學的研究人員發現，藻類多醣萃取物，能夠有效吸附致命性腸病毒71型，在腸道形成保護膜，進而達到預防感染的目的與功效。

每1公克綠藻含有60億個綠藻細胞，由於內含完整的維生素A、B群、C、D、E等，且因為核酸與維生素一起食用，可發揮加乘的效果，故攝食綠藻可以有效吸收到維生素與核酸。另綠藻內維生素B_{12}的含量，甚至比動物性

的食物來源還要高，2005年美國波士頓塔夫斯大學（Tufts University）醫學院與農業部人類營養學研究中心共同進行的一項研究報告指出，男性受試者血液中維生素B12低於正常值，他的臀部骨質密度相當低；而女性受試者血液中維生素B12含量低，其脊椎骨質的密度也很低，所以不論男女，如果缺乏維生素B12，患有骨質疏鬆症的風險將大為增加。一般人如果維生素B12攝取不足，可能產生如惡性貧血、四肢感覺遲鈍、失去平衡感、認知學習能力衰退等障礙，也常引發視力模糊現象。而每100公克綠藻中含有約800微克的維生素B12，故常吃綠藻是補充維生素B12的良好來源。

綠藻的細胞壁非常特別，它具有一種能力可以黏附毒素並且排除體內的有害化學物質。細胞壁不但是大量纖維的最佳來源，還可以促進腸胃功能，也是維持腸道健康的「大功臣」。

綠藻細胞壁的另一項偉大功效，就是能夠刺激免疫系統產生干擾素。當病毒侵入人體時，人體會自動產生一種蛋白質即干擾素，它是體內對抗病毒入侵的快速反應部隊，當干擾素製造不足時，會增加疾病感染的嚴重性。因此，對於病毒引起的疾病，干擾素都有提高人體防禦力的功效，像流感病毒就是其中一例，而國外最新的研究也證實干擾素有預防腫瘤產生的能力。因此，綠藻也是一個非

常好的健康食物。

　　此外，綠藻還有 β-胡蘿蔔素的成分，哈佛大學於1999年，發表於〈癌症研究〉（Cancer）期刊的文獻顯示，將體內 β-胡蘿蔔素濃度較高者與較低者做比較，含有較高 β-胡蘿蔔素在體內之受試者，可降低攝護腺癌罹患率約45％；而每天服用50毫克 β-胡蘿蔔素者，攝護腺癌的發生機率則會降到32％。同年2月份〈美國臨床營養研究期刊〉所刊載的一個大型研究指出， β-胡蘿蔔素可以有效降低老年人罹患心臟病的機率達到近50％；荷蘭Erasmus大學醫學院的研究人員，共追蹤4802名55～96歲的民眾，在長達4年的研究統計後，發現飲食中攝取高量 β-胡蘿蔔素組，其罹患心血管疾病的比率，相較於攝取量最少的受試者下降了45％。而日本癌症防治中心的

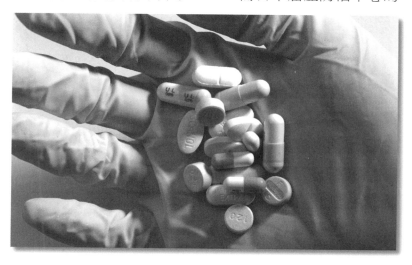

研究小組於2008年，發表一項長達10年追蹤調查報告指出，人體內若缺乏β-胡蘿蔔素，罹患胃癌的危險性將倍增。研究小組依體內β-胡蘿蔔素濃度，將受試者分成四組，結果發現，濃度最低組的胃癌罹患率是其他三組約兩倍，男性濃度低的較多，且胃癌罹患率高的傾向較顯著。上述的研究結果，說明適度攝取β-胡蘿蔔素，對於癌症的預防是個不錯的方法。

除了上述的重要成分外，綠藻還含有高量具有抗氧化功能的穀胱甘肽（每100公克中，含130毫克的穀胱甘肽）。當人體因輻射線、吸菸、酗酒、或過度的體力勞動，而產生大量自由基時，穀胱甘肽可捕捉並消滅自由基；穀胱甘肽（glutathione，GSH）也是解毒劑（detoxifier），幫助肝臟清除藥物的代謝產物、致癌物質、放射線傷害等；還可以協助製造和維持T淋巴細胞的功能，綠藻真可謂人體內的清道夫。

三、螺旋藻（又稱藍藻）

螺旋藻是在1921年由生物學家在非洲查德湖（Lake Chad）畔發現的。到1940年初，法國藻類學專家丹格爾德（Dangeard）描述在非洲查德湖附近的土著，採集湖中的螺旋藻，曬乾後與穀類攪拌或作為羹湯食用。幾乎同時，科學家們也發現墨西哥的阿茲堤克人以德斯科科湖（Lake

Texcoco）中的螺旋藻作為主要蛋白質來源。直到1963年，法國學者克里蒙德（G. Clement）博士發現螺旋藻有豐富的營養價值，才開始對其營養成分與人工養殖進行進一步的研究。

螺旋藻是一種生長在鹼性鹽湖的藍藻。在全世界的原產地最主要有兩處：非洲的查德湖、墨西哥的德斯科科湖；直到最近，才又在中國雲南省的程海及美國一些鹼性湖泊發現螺旋藻的蹤影。

螺旋藻（spirulina）是一種全方位的營養物質，蛋白質含量高達65～68％，是天然食物中最豐富的，為大豆的2倍、肉類的3.5倍，其所含18種胺基酸中，有8種是必需胺基酸，且蛋白質組成基本上是水溶性蛋白質居多，在體內的消化率更高達84％，極易為腸道所吸收利用，還富含維生素C、E、B_1、B_2、B_6、B_{12}，及泛酸、葉酸、菸鹼酸、肌醇、生物素、類胡蘿蔔素（400毫克／100公克）、γ-亞麻酸、螺旋藻多醣、藻藍蛋白及葉綠素等活性物質，其礦物質與微量元素含量更是驚人，如每100公克中有鋅3.2毫克、硒51～62微克、鐵19～55毫克、鈣139～580毫克、磷393～1500毫克、鈉165～341毫克、鉀860～1660毫克等。因此聯合國糧食組織（FAO）推薦螺旋藻為「二十一世紀最理想的食品」，且世界衛生組織更推崇螺旋藻是人類「二十一世紀的最佳保健食品」。以下就讓我

來好好介紹這個神奇的食品，到底有哪些功效？

1.可降血脂：脂肪含量很低，但 γ-亞麻酸及亞油酸含量很高，占所含脂肪量的50％以上，故有良好的降血脂、降膽固醇、減少血液黏稠度、改善組織血液循環、保持血管彈性的效果，進而達到預防動脈硬化與心血管疾病的功效。而1984年〈營養學國際期刊〉的研究報告，高血脂病患在連續食用螺旋藻8週後（每日3次、每次2公克），不但血液中膽固醇值下降，同時HDL（高密度脂蛋白，好的膽固醇）增加、LDL（低密度脂蛋白，壞的膽固醇）減少；而Nakaya等人於1988年的文獻報告，也顯示受試者血液中總膽固醇含量、LDL均有降低，同時HDL會增加，這在在都說明螺旋藻確有降血脂的功效。

2.使血糖穩定，預防並改善糖尿病：螺旋藻富含食物纖維，有延緩飯後血糖急劇上升的作用，延遲及抑制葡萄糖等單糖類在腸道之吸收，進而穩定糖尿病的病情；另

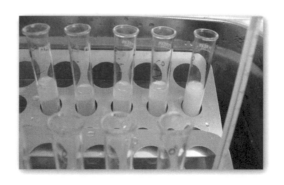

外，富含優質蛋白和維生素，但碳水化合物含量卻很低，這對糖尿病患者而言，是非常理想的營養食品。螺旋藻內的 γ-亞麻酸、鎂元素，可以促進體內胰島素的合成；大量的鉀離子，則可預防糖尿病性酮酸中毒。鋅為胰島素之主要成分，能維持細胞正常分裂，並參與蛋白質及核酸之合成；鉻則可增強細胞對葡萄糖的利用，降低糖化血紅素之效，有助於糖尿病患調節血糖。

3.抗腫瘤作用：早期的動物實驗中，已經證實螺旋藻可使小鼠腹腔內巨噬細胞、T淋巴細胞數增加，且對肝癌細胞有顯著的抑制效果；螺旋藻對癌細胞之DNA、RNA和蛋白質的抑制作用，會隨時間延長而更為加強。1995年〈營養與癌症〉（Nutrition and Cancer）期刊的研究報告中，亦顯示每日服用螺旋藻1公克，連續服用12個月，有近半數受試者，口腔癌惡化情形有延緩的現象。

4.抗輻射傷害：於放射線照射前、後給予小鼠口服螺旋藻，可使照射實驗組小鼠的胸腺重量、骨髓及DNA含量均高於對照組小鼠；此外，螺旋藻萃取物可以刺激B淋巴細胞產生抗體，並使腹腔內的吞噬細胞增生，提升小鼠存活率，顯示螺旋藻對免疫器官和造血組織有抗輻射線的保護作用。

5.抑制病毒作用：1996年〈愛滋病研究與人類反轉錄病毒〉（AIDS Research and Human Retroviruses）期刊的研究報

告指出，螺旋藻內的含硫多醣體，可以抑制皰疹及愛滋病毒，該種含硫多醣體與其他含硫多醣體相較，其抑制病毒有較佳的效果； 同年的〈天然物〉期刊（Joural of Natural Product）之文獻，也指出螺旋藻中的含硫多醣體，經由熱水萃取、科學分離及病毒測試後，證實這類成分可以抑制皰疹病毒、巨細胞病毒、麻疹病毒、腮腺炎病毒、感冒病毒以及愛滋病毒等病毒的複製。1998年Ayehunie等研究人員，證實螺旋藻液態萃取物可以增強人體T淋巴細胞及周邊血管單核細胞的複製，抑制人類免疫缺陷病毒（human immunodeficiency virus，HIV），此研究結果將有助於臨床上的應用，對於愛滋病人而言，無疑是一個新的希望。

　　6.保護肝臟及腎臟功能：日本的研究文獻曾指出，急性骨髓性白血病患者在接受癌症藥物治療時，常會有肝臟受損的副作用，但是病患若是在治療過程中，同時食用螺旋藻（每天3次、每次2公克），就能夠減少肝臟的損傷程度。此外，Cisplatin是目前用於治療轉移性睪丸腫瘤、卵巢腫瘤及膀胱腫瘤等之含鉑抗癌藥物，由於Cisplatin會使腎臟脂質過氧化及反應

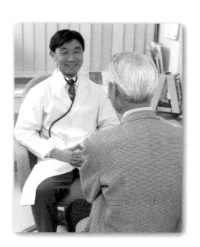

性氧化代謝物（reactive oxygen metabolites）增加，導致腎毒性，甚至可能引發急性腎衰竭，為此藥最嚴重之副作用。2006年印度海德拉巴（Hyderabad）Nizam醫學研究所I.K. Mohan等人發表於〈癌症化療藥理〉（Cancer Chemother Pharmacol）期刊之研究報告顯示，若餵食實驗組大鼠每公斤體重給予1公克螺旋藻，連續8天，並在餵食第4天時，給予腹腔注射Cisplatin（6毫克／每公斤體重），再去測定其血中腎臟功能指標。結果研究人員發現，餵食螺旋藻之實驗組大鼠血清中肌酸酐、尿素氮與尿液中N-乙醯胺基葡萄糖甘酶（N-acetyl-glucosaminidase）等腎功能指標，均較對照組大鼠，有顯著下降的情形，故研究人員推論食用螺旋藻也具有保護腎臟機能的功效。

7.強化腸胃道機能，預防腸胃道疾病：螺旋藻在腸內有促使雙叉桿菌及乳酸菌增長的作用，可抑制腸胃道致病菌及有害菌，對預防腸癌極有助益。其膳食纖維更能加快腸蠕動，改善便祕。由於螺旋藻富含鹼性物質的蛋白質可以中和胃酸，保護胃壁，胃腸道潰瘍患者服用，能抑制胃酸分泌，保護胃黏膜，其中豐富的營養素可提供傷口組織復原的養分，促進潰瘍細胞分裂成長，加速潰瘍之癒合。螺旋藻內豐富的葉綠素、藻藍蛋白、β-胡蘿蔔素和γ-亞麻酸，都具有抗黏膜組織發炎，修補細胞並恢復細胞正常分泌的功效，是胃潰瘍及胃痛患者不錯的選擇。

8.對抗自由基，預防細胞受損及老化：螺旋藻含有多種抗脂質過氧化物質，如超氧化物歧化酶、β-胡蘿蔔素、維生素E、多醣體、藻藍蛋白、硒等微量元素，有很高的抗氧化活性，其中，超氧化物歧化酶能使自由基發生歧化反應，轉變成對人體無害的氧分子與過氧化氫，可捕捉並消滅體內自由基，保護細胞膜不受自由基攻擊，保持細胞正常通透性，發揮穩定細胞膜的效果。上述這些抗氧化組成，可以加強身體的防禦系統，避免游離自由基破壞身體細胞，導致器官提前老化，甚至引起癌症和許多慢性疾病的發生。

9.改善並預防貧血：螺旋藻中富含均衡的造血元素，如鐵、鈷、維生素B12、葉酸等，其中鐵是組成血紅素及紅血球的主要成分。許多植物中的鐵，由於結構問題，很難為人體吸收利用，但是螺旋藻內的鐵，是以鐵氧還原蛋白的形式存在，極易被人體吸收，其吸收率比一般的補血劑高出60％，所以鐵氧還原蛋白可增加鐵的生物利用有效性，有效調理缺鐵性貧血。

此外，Becker等人在1986年的研究報告，是給予受試者每天3次，每次服用2.8公克的螺旋藻，結果發現肥胖受試者的體重有顯著下降情形，研究人員推論是由於螺旋藻內含大量的膳食纖維及低熱量，使腸道蠕動加快，並增加飽足感，受試者排便量增多，進食量卻減少，因而導致體

重下降。

　　而一項新的實驗又發現，螺旋藻中所含的藻藍蛋白可以降低發炎現象以及具有止痛作用。台灣嘉義基督教醫院Shih Chao-Ming醫師將這個研究發表於〈麻醉止痛〉（Anesthesia & Analgesia）期刊上。他們餵食大鼠鹿角菜膠（carrageenan）以誘發發炎反應，再給予不同劑量的藻藍蛋白降低發炎反應。實驗方法如下：將雄性大鼠分為兩組，一組為控制組，另一組則餵食鹿角菜膠誘導發炎；而餵食鹿角菜膠的老鼠再細分為三組，並餵以不同劑量的藻藍蛋白，分別是0、30及50毫克／公斤，結果顯示餵食兩種不同劑量藻藍蛋白的大鼠，體內發炎反應皆顯著降低。這也是藻藍蛋白首次應用在抗痛覺敏感（antihyperalgesic）的研究上，並進一步由大鼠實驗模式去做抗發炎機制的探討。如今此項研究發表，又證實螺旋藻中的藻藍蛋白具有抗發炎的作用。假設這項實驗在臨床上可得到證實，就表示藻藍蛋白這個成分將可有效預防人類慢性炎症的發生，而慢性炎症通常與大部分常見的疾病相關連，如心血管疾病、骨質疏鬆症、認知退化、阿茲海默症、第二型糖尿病、退化性關節炎及類風濕性關節炎等。

　　螺旋藻使用在人類食品添加物已經有20年的歷史，其主要的功能有：降低血液中膽固醇含量、β-胡蘿蔔素可預防癌症及減緩病情、營造腸胃中健康的乳酸桿菌群、

減輕汞及藥物對於腎的毒性、γ-亞麻油酸（GLA）可刺激前列腺素作用、藻藍蛋白可提高免疫系統、輻射的保護、增加鐵的吸收及調理貧血症與減肥等，是一種非常有益健康的藻類食物。

四、酵母硒

說到硒對人體健康的影響，流傳著這樣一個趣聞：聽說在美國的西南部有一處地方被稱為「中風帶」，居住在這一地區的人中風機率特別高，而無獨有偶的是，這一地區土壤的含硒量全美最低。土壤的低含硒量使得生長其上的植物吸收合成的有機硒比較少，食用這些蔬果的在地人當然體內的硒就少了。而酵母硒就是一種有機硒。

美國癌症研究中心贊助了一項研究計畫，希望了解硒能否預防皮膚癌的復發，這項研究計畫給1321位曾患皮膚癌的病人每天服用200毫克的硒，追蹤8年後的結果讓他們很失望，因為硒並無法預防皮膚癌的復發。不過，卻有一項意外的收穫，那就是服用硒的病患得到其他癌症的機會（比如：肺癌、攝護腺癌、結腸癌）比沒有服用的人低得多，這項研究計畫證實了硒的防癌功效。

　　硒（selenium）是一種性質介於金屬與非金屬間的準金屬元素，如今世界衛生組織已確定硒為人體必需的礦物質，是人體不可缺乏的微量元素，它最主要的功能在於：與維生素E相類似的抗氧化作用。另一方面，也是組成穀胱甘肽過氧化酶（glutathione peroxidase，GPX）的重要成分，除了可以清除自由基外，亦可與其他抗氧化物如維生素C、維生素E等形成共同抗氧化防禦系統，而更能有效的防止細胞受到氧化傷害。人體在新陳代謝的過程中，會產生許多活性很強的活性氧物質（reactive oxygen species，ROS），我們統稱為自由基，這些自由基會使細胞膜上的脂質氧化，影響器官功能，提早老化；並攻擊細胞內的蛋白質與DNA，使DNA無法正常修復而引發基因突變，導致罹癌的危險性大增。目前已知，自由基與衰老、癌症、心血管疾病、白內障、肝臟及胰臟等病變都有重要的關連，自由基所形成的過氧化物，可藉由體內的穀胱甘肽過氧化酶加以消除，而硒正是此種過氧化酶的組成分子，若與維生素E協同作用，將能發揮更佳的抗氧化效果。

　　此外，硒也可結合有害的重金屬離子（如鎘、鉛、汞等），形成複合物，進而將誘發病變或造成毒害的金屬離子排出體外，達到排毒的效果，且硒之排鎘功效，較鋅、銅、鐵等微量元素還要高出50～100倍。一般在食用含硒食物後，硒很快會被腸道所吸收，主要在十二指腸部

位，吸收率約為45～70％之間，由於硒極少能在人體內積存，所以大部分進入人體的硒，會於24小時內排出體外，因此適度的藉由營養保健食物來補充硒是必要的。

　　至今已有許多研究證實，硒可以刺激免疫球蛋白及抗體的產生，進而增強人體對疾病的抵抗力及抗癌能力。有關於硒與癌症之間的研究，在動物實驗上大部分都證明，硒可以抑制自發性腫瘤的產生，還　　　　　　　可以抑制致癌物及病毒引發實驗動物的腫瘤。此外，人體在缺硒的情況下，包括普通感冒病毒、愛滋病毒、伊波拉病毒、天花病毒和肝炎病毒等之致病性都會增強。研究人員發現，體內缺硒的愛滋病患者，其死亡率比體內不缺硒的愛滋病患者要高出二十多倍。

　　1996年發表在〈美國醫學會期刊〉（Journal of the American Medical Association），由美國亞利桑那大學（Arizona University）所作的一個長期臨床研究報告，總共觀察個案數為1300，觀察期達10年。研究人員發現，若個案每天攝取200微克（mcg）的硒，癌症總死亡率降低了50％，總發病率下降37％；其中，前列腺癌的發病率減少63％；直腸癌的發病率也降低了53％；而肺癌的發病率則是降

了46％。尤其是在試驗剛開始進行時，體內硒濃度最低的個案，在補充硒元素後，這種抗癌作用更加顯著。

比利時聖彼得醫院於1991年發表於〈美國臨床營養期刊〉（American Journal of Clinical Nutrition）的研究報告，指出一般老年人的淋巴球分化速度會比健康的年輕人要緩慢，且體內淋巴球數量亦較年輕人要少；但若給予老年受試者每天服用含100微克酵母硒製劑，連續6個月以後，其免疫力竟提高，達到與年輕人一樣的水準。

而美國的研究人員於1983年，收訪共4480位當時健康的供血個案，並隨訪5年後，共有111例臨床診斷為癌症案例，測定其血清中硒含量，且同時選擇210例個案為對照組，結果顯示癌症患者的血清硒含量低於對照組，且低血清硒組（小於115ppb）癌症之相對危險性是高血清硒組（大於154ppb）的2倍；若低血清硒組的個案，體內還同時缺乏維生素A及維生素E，其發生癌症的危險性將會提高4.8倍。

此外，美國約翰霍普金斯醫院（Johns Hopkins Medical Institutions）及國家老年疾病研究院（the National Institute on Aging）的研究人員，於2009年年初發表於〈歐洲臨床營養學期刊〉（European Journal of Clinical Nutrition）的研究結果，發現低血清硒值與老年人貧血的發生有關。貧血是相當常見的血液疾病，最常發生在年長婦女、生育年齡女性

及孩童身上，報告中指出貧血的發生與年齡的增長相關。而之前亦有研究，顯示洗腎患者、肺結核患者及行動不方便的年長婦女，體內硒的缺乏可能會導致貧血。該研究共有2092位受試者，年齡均為65歲以上，其中12.9％的受試者有貧血的現象，研究人員分析受試者之血液樣本，並使用世界衛生組織對貧血的定義：女性每100毫升血液中血紅素低於12克，男性每100毫升血液中血紅素低於13克來作為測試標準。結果發現，在血清硒值最高的族群中，貧血的發生率最低，體內硒值最低的族群其貧血的機率比體內硒值最高的族群高了11.4％以上。由此研究可得知，血中硒的含量，可能與年長者貧血發生率相關連。

硒主要存在下列食物中：海鮮、雞肉、牛奶、穀類、豆類、洋蔥、番茄、綠花椰菜等，由於烹調過程中很容易造成流失，故可以適度額外補充硒製品，而根據衛生署所公布硒的每日建議量為50微克。

酵母硒是將硒與酵母菌共同培養，等於是利用酵母菌把硒轉變成人類較能吸收與利用的有機硒型式。

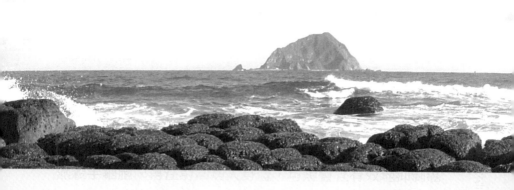

第 4 章
海藻防癌抗癌作用之一
——啟動癌細胞凋亡機制

膜上與正常細胞

白，以細胞融合技術，將B細胞與骨髓瘤癌細胞融合，結
合兩種細胞的特點，可不斷分裂且大量製造對抗抗原的抗
體，從同一株B細胞取得之抗體即為單株抗體；將
體注射入體內，待抗體辨識癌組織後即可激發免疫來
破壞腫瘤細胞。

舉例來說，例如分子腫瘤基因公司研發出的新型

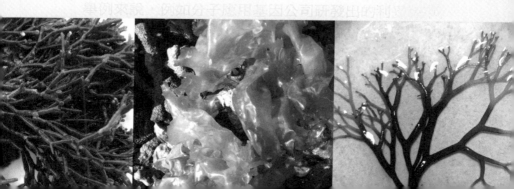

癌症起因於細胞周期的突變

在正常的人體當中，需要透過細胞分裂來增加細胞數目，以達到組織修補與生長的目的。因此複雜的細胞周期（cell cycle）是一個人體內精密調控的機制，不可以也不應該會出現差錯。細胞周期主要分成四個階段：包括G1期、S期、G2期與M期。其中G期為準備時期，是為了進入下一個步驟做準備；S是DNA合成（synthesis）的縮寫，顧名思義，在這一階段就是進行遺傳物質去氧核醣核酸DNA的合成；M期則為有絲分裂期（mitosis），包括了細胞核分裂（nuclear division）與細胞質分裂（cytoplasmic division）兩個階段。在細胞質分裂的階段中，繼續合成核醣核酸，並且產生蛋白質，使細胞長大，最後變成兩個完全一模一樣的細胞。

除了M期以外，其他皆屬於細胞間期（interphase）。在哺乳類生物的組織中，M期的時間很短，約為1小時，而細胞間期則占細胞周期內大多數的時間，約為23小時。另外，在細胞周期外，還有一個階段稱為G0期，即細胞不進入細胞周期並且呈現靜止狀態。這樣的靜止狀態

可能是暫時的，也可能是永久性的，當細胞已經生長至最後的階段，則不再進行分裂，例如神經細胞等，便是停留在這樣的時期（參見圖4-1）。

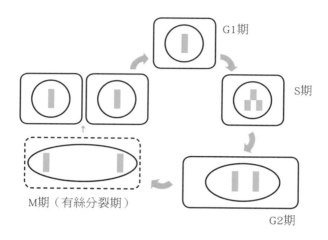

FC Kuo and PT Chang,2009

圖4-1：細胞周期

在G1期要進到S期之前，會先停留在R點，也就是所謂的確認點（check point），在此必須先確定細胞是否有足夠的物質與條件，以便進行去氧核醣核酸的複製以及細胞分裂，一旦經過了R點，整個過程就無法再回頭。當然，細胞亦可以選擇跳出細胞周期而停留在G0期，靜止細胞的成長。等到細胞欲進行分裂時，即可再回到細胞周期。如果我們比較一個正常細胞與一個腫瘤細胞間的差異時，就可以看出兩者在細胞周期的控制上有著很大的差別。正

常細胞擁有完整的調控機制，因此可以在細胞靜止與增生之間取得良好的平衡點。而且是在優質的生長條件下進行增生，品質與數量都受到嚴格管控。如果人體在缺乏營養（如飢荒）等較不利的條件下，會因為細胞周期的限制因子（restriction point）無法通過確認點（即R點）而停留在G1期。但是腫瘤細胞則缺乏這樣的調控機制，在惡劣的條件下隨機停止細胞分裂且造成細胞死亡。

在細胞周期當中有許多重要的調控因子，各司其職以維持周期的正常運轉，如果失去這些調控就可能導致細胞的死亡或是癌症的發生。多細胞生物體（multicellular organisms）的體內總細胞數取決於細胞有絲分裂與細胞死亡兩者之間的平衡狀態，其中細胞死亡的主要原因是細胞老化（cell senescence）與自我凋亡（apoptosis）。

自我凋亡是細胞計畫性死亡的一種，在希臘文的原意為花瓣樹葉的凋零飄落，現在則被用以表示正常細胞自我死亡的情形，其調控機制十分嚴密且複雜，是分子層次及形態上的死亡。與病理學上的細胞壞死（necrosis）不同，細胞的壞死可能為細胞外的化學或物理作用造成的傷害，細胞會破裂而死亡（例如，車禍撞擊），且這種細胞的壞死會引起免疫系統的反應而影響到周圍的細胞。在正常的情況下，一個有缺陷或功能不足的正常細胞，因為留著也沒用，就可以經由基因的調控而產生自我凋亡，這種死亡方

式是自願的，因此對於周遭細胞的影響是非常溫和的，身體不會產生極大的反應（參見圖4-2）。

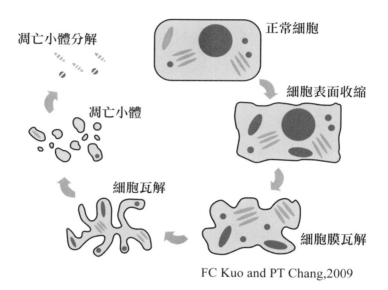

凋亡小體分解

正常細胞

細胞表面收縮

凋亡小體

細胞瓦解

細胞膜瓦解

FC Kuo and PT Chang,2009

圖4-2：正常細胞凋亡過程

誰決定細胞的生死？

　　讀者或許不知道，細胞也像哈姆雷特一樣，隨時面臨著「是生還是死？」的選擇。關於細胞的生死，究竟由誰說了算呢？

　　科學家們的研究發現，細胞生死的命令是由不同主體發布的。在細胞凋亡過程中，有許多內外因子調控其發生過程，當中的Bcl-2家族扮演非常重要的角色，其具有抑制凋亡現象發生的作用，可以促進細胞生存（survival）與增生（proliferation）；相反地，Bad、Bax則是具有誘發凋亡發生的功能，可以抑制細胞的增生，並促進死亡。在內生性的調控中，與粒線體的調節有關，細胞可能因為養分不足或是自由基攻擊等而產生自我凋亡現象。粒線體在細胞內是扮演發電廠的角色，為ATP製造的場所，利用電子傳遞鏈所產生的電子梯度，可以產生ATP，同時也會產生對去氧核醣核酸與核醣核酸具有傷害性的自由基；在電子傳遞鏈的過程中，細胞色素C（cytochrome C）也會引起計畫性的細胞凋亡。藉由細胞凋亡的訊息傳遞，活化下游的胱冬肽酶（caspase），就會引發一系列的階層反應而導致細

胞凋亡。在外生性的影響中，包含一些TNF（tumor necrosis factor，腫瘤壞死因子）、FasL、TRAIL等也會引起細胞凋亡相關的調控。

　　若是不幸地，這些調控基因產生了突變，就會使得生物體內細胞的生長失去平衡狀態，進而發展成腫瘤細胞，也就是俗稱的癌症。因此在癌症的治療策略中，便可參考相關細胞凋亡途徑的控制因子，藉由引發腫瘤細胞發生自我凋亡，而達到殺死腫瘤細胞的目的，何樂而不為？在細胞凋亡的過程中，Bcl-2、Bcl-xL屬於死亡抑制基因（cell death suppressor-genes），因此，就變成了關鍵的致癌基因之一。而除了抑制細胞死亡的基因外，另一些科學家也探討發現，腫瘤抑制基因（tumor suppressor genes）的缺乏或是失去功能，也是造成癌細胞的另一原因。例如常見的p53基因，本來為腫瘤抑制基因，可以阻止癌細胞生長，但是發生突變之後反而成為致癌基因，促進癌細胞生長，在許多腫瘤細胞當中都可以發現這樣的情形，如肝癌、乳癌、肺癌及大腸直腸癌等等。

利用細胞凋亡機制，消滅癌細胞

　　目前的抗癌策略當中，包含了：提高自身的免疫系統殺死癌細胞（也就是俗稱的免疫療法）、利用藥物對細胞的毒殺性殺害（這是化學治療的原理）、放射線治療、外科手術切除，以及阻斷癌細胞血管新生的途徑外，還有很大一部分的抗癌方法是與細胞周期相關的。如干擾快速增生的癌細胞周期，使細胞增生受阻，或是選擇性的促進癌細胞周期中的死亡凋零發生，且不影響正常細胞的生長。目前，利用化療方法治療癌症也希望能參考腫瘤細胞於細胞周期的特性，藉以利用腫瘤細胞與一般細胞的不同，來當做化療方法的設計依據，藉以降低副作用。

　　二十一世紀以來，科學家對於人類基因整體的了解已經有了很大的進步，因此基因療法也被寄予厚望。核醣核酸干擾技術可以用於降低某些特定基因的表現，因此也可以根據此想法去發展適合的基因藥物。然而基因療法除了倫理上的議題以外，存在的風險仍然無法全面性的評估，與基因相關的藥物目前也只進行到臨床試驗而已。

　　目前使用的藥物多用於誘導細胞凋亡的發生。最著

名的例子是利用紫杉醇（paclitaxel）治療急性白血病（acute-leukemia）。此種疾病屬於造血幹細胞相關的惡性疾病，在骨髓和其他造血組織中的細胞異常或是過度增生，因此血球細胞會不正常的增加且導致分化不完全，並進一步產生很多不具功能性的血球，造成患者容易有發燒、貧血、臉色蒼白以及出血等症狀。紫杉醇的作用在於，促進細胞周期中M期的細胞內微管聚合（tubulin polymerization），進而誘使細胞產生凋亡現象，而達到殺死腫瘤細胞的目的。而阿黴素（doxorubicin）也被用於治療腫瘤細胞，其可以嵌入DNA，並且誘導細胞凋亡，用於治療多種癌症，包含乳癌及血癌等。這些藥物都希望可以專一性地針對腫瘤細胞而不會影響到正常細胞的生長，這也是和標靶治療藥物的精神一樣。

除此，類黃酮類的山奈氛（kaempferol）也曾經在研究中被認為可以降低腫瘤細胞活性，進而引起細胞凋亡的反應。在相關的國際期刊裡也有研究指出，於日常飲食生活中，大量攝取含有異黃酮類成分的食物可幫助降低多種癌症的發生，例如肺癌、乳癌、卵巢癌和胰臟癌等等。

另外，人體細胞內雖然存在有抑制自我凋亡的蛋白質IAPs（inhibitor of apoptosis protein），但是在細胞粒線體（mitochondria）中也存在一種稱為Smac的蛋白質，它可以與IAPs相抗衡，抑制IAPs的作用，進而產生細胞凋亡的現

象，故被科學家認為是有潛力的抗癌藥物。因此藥理學家可以模仿Smac蛋白質的結構製造藥物，用以誘使腫瘤細胞死亡，這也是利用細胞凋亡觀念來治療癌症的一種方法。

褐藻醣膠能啟動癌細胞凋亡機制

　　前面介紹了細胞周期以及利用它來治療癌症的醫學理論架構，接下來就要介紹，海藻中的褐藻醣膠是如何啟動癌細胞的自我凋亡機制。

　　褐藻醣膠也就是海藻的黏滑成分，已經被科學界認為具有抗癌的效果，包含誘導癌細胞自我凋亡、增強人體內免疫力及抑制癌細胞血管新生的功能。以下三個科學文獻證實了褐藻醣膠具有啟動癌細胞自我凋亡的能力。

　　第一項實驗是在日本慶應大學（Keio University）醫學院進行的，愛紗教授（Aisa Y）等人領導，實驗成果於2005年1月發表在〈美國血液學〉（Am J Hematol.）期刊上（請參考附錄文獻1）。實驗指出褐藻醣膠可以抑制並引發人類淋巴癌HS-Sultan細胞株的細胞自我凋亡，由褐藻醣膠引

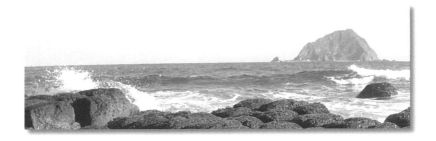

發的細胞凋亡會伴隨胱冬肽酶-3（caspase-3）的活化，若以 pan-caspase抑制劑z-VAD-FMK經前處理後，會使褐藻醣膠引發癌細胞自我凋亡的過程部分被中止，進一步證實癌細胞自我凋亡確實與胱冬肽酶有關。而愛紗教授深入研究後發現，這個過程是經由粒線體途徑，當HS-Sultan細胞以100 microg/mL的褐藻醣膠處理24小時，ERK及GSK的磷酸化作用明顯減少。相較之下，p38及Akt經褐藻醣膠處理後並無變化。L-selectin 及P-selectin為褐藻醣膠的接受體，然而，HS-Sultan細胞卻沒有這些selectins的基因表現，所以在HS-Sultan細胞中，不太可能是經由這些selectins導致褐藻醣膠引發細胞凋亡。Dreg56這種中和抗體（neutralizing antibody），對抗人類L-selectin並無法阻止褐藻醣膠對IM9 及MOLT4細胞增生的抑制作用，而IM9 及MOLT4細胞皆有L-selectin的表現，因此褐藻醣膠引發的細胞凋亡可能是透過不同的接受體。上述結果顯示，褐藻醣膠對人類淋巴癌HS-Sultan細胞株有直接抗癌的效果，且是透過胱冬肽酶及ERK的路徑反應。

第二項實驗則由日本琉球大學（University of the Ryukyus）醫學研究所主導，由羽地教授（Haneji K）等人領軍，實驗成果於2005年發表於〈營養與癌症〉（Nutr Cancer）期刊上（請參考附錄文獻2）。實驗指出褐藻醣膠可以明顯抑制成人T細胞白血病患及HTLV-1感染T細胞株周

邊血液單核細胞的生長，而不會抑制正常周邊血液單核細胞的生長。另在活體內可觀察到將HTLV-1感染T細胞株經皮下移植入嚴重免疫缺乏的小鼠體內，褐藻醣膠會抑制部分腫瘤生長的情形。研究結果指出褐藻醣膠可作為成人T細胞白血病患可能有效的治療藥物。

第三個實驗是由日本群馬大學（Gunma University）健康科學院長峰（Nagamine T）教授等人主導的，實驗成果於2009年發表於〈營養與癌症〉期刊上（請參考附錄文獻3）。

實驗細節簡述如下：褐藻醣膠2.0mg/ml的濃度可抑制50％肝腫瘤細胞株Huh7的細胞生長；褐藻醣膠的濃度4.0 mg/ml時，可抑制50％肝腫瘤細胞株HepG2的細胞生長（IC50）；而肝腫瘤細胞株Huh7在加入褐藻醣膠後，甲型胎兒蛋白（Alpha fetoprotein，AFP）有顯著下降的情形。此外，1.0 mg/ml的褐藻醣膠可略微抑制肝腫瘤細胞株Huh7的細胞周期，

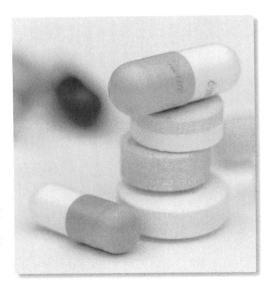

並引發肝腫瘤細胞株Huh7的細胞自我凋亡，此研究結果顯示褐藻醣膠對肝腫瘤細胞株Huh7具對抗之活性。

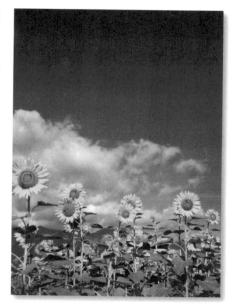

目前，科學界尚有許多更進一步的實驗還在進行當中，但我們可以確信的是，褐藻醣膠在部分癌細胞株及動物體內均能夠啟動癌細胞的凋亡機制，且在不傷害周圍正常細胞的情況下，讓癌細胞自動死亡，確實是提供了人類一個抗癌的新方向。

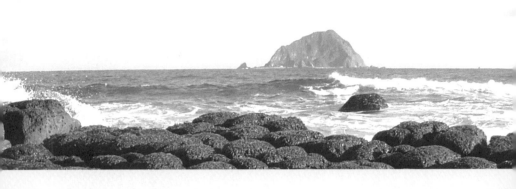

第 **5** 章
海藻防癌抗癌作用之二
——抑制血管新生

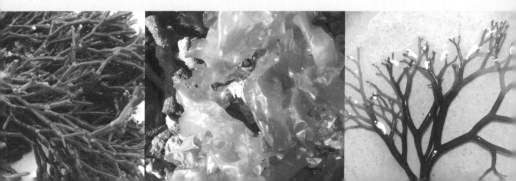

腫瘤藉血管新生伺機坐大

　　所謂的血管新生（angiogenesis）就是在舊有血管周邊的微血管產生增生，這些新形成的微血管新枝（capillary sprouting）會深入身體的組織中，以提供組織所必需的養分，這是器官的生長發育以及修復所必要的生理現象之一。這個名詞早在1787年就出現了，當時英國外科醫生約翰‧杭特（Dr. John Hunter）用這個字來描述馴鹿鹿角上血管的生長狀況；1935年，波士頓病理學家亞瑟‧崔曼‧賀提格（Dr. Arthur Tremain Hertig）將血管新生這一個名詞用在胚胎血管新生上面；直到1971年，美國猶大‧福克曼醫師（Dr. Judah Folkman）在描述腦腫瘤的發展時，首次將腫瘤和血管新生這個詞連在一起。

　　這邊需要特別解釋的地方是，血管新生跟「血管生成」（vasculogenesis）是不一樣的概念。血管生成是指胚胎發育器官時，從中胚層內皮細胞分化出新的內皮細胞以形成原始血管的過程，僅出現在胚胎發育（embryogenesis）的早期；而血管新生是從已經存在的血管為基礎下，以出芽的方式形成新微血管的過程，在胚胎時期甚至出生後，都

有可能發生。

　　正常的血管新生是局部的，而且只會維持一段時間，血管新生主要參與傷口修復及女性的生殖周期（如女性生理期或胚胎著床），在正常人身上僅約0.01％的內皮細胞在進行分裂。但由於疾病所引起的血管新生會造成長時間無法控制的血管細胞生長，通常見於癌症、風濕性關節炎、慢性發炎、糖尿病神經病變等。特別是腫瘤導致的血管新生，還會造成多種不良後果，像是不定時的出血、腫瘤組織滲透壓增加及組織破壞等。腫瘤所引起的血管新生和正常細胞的血管新生雖然過程大致一樣，但是其細胞組成、結構以及其發生的時機、位置，均存在極大的差異。腫瘤的血管新生在整個腫瘤發展上是很重要的階段，若有發現腫瘤細胞所導致的血管新生情形，也代表腫瘤已經發展到相當壯大了，下一階段很可能就是開始了癌細胞的轉移（metastasis）。

　　最初把腫瘤和血管新生一詞連繫在一起的美國醫師福克曼還發現到，腫瘤細胞發展並壯大到1～2mm時，僅靠擴散得到的養分已不足以供應腫瘤細胞所需，必須發展血管系統運輸養分，以致於腫瘤細胞周圍常有豐富的供血系統。他在〈新英格蘭〉期刊中首先提出：腫瘤成長所需的營養要靠血液系統去維持，而若能阻止血管的生成，則即有可能使腫瘤細胞休眠（dormant）甚至是死亡，而達到抑

制腫瘤細胞生長的目的。科學家在實驗室中證實了這個推論，在動物身上無血管的區域（如眼睛的前房）種入腫瘤細胞，實驗結果發現腫瘤會呈現休眠狀態；但若將腫瘤種在血管豐富的虹膜區，腫瘤細胞將會快速生長起來。另外也發現在動物身上施打抑制血管新生的藥物可以顯著地減緩腫瘤生長，反之若使用刺激血管新生的藥物，則腫瘤生長速度便會加快（參見圖5-1）。

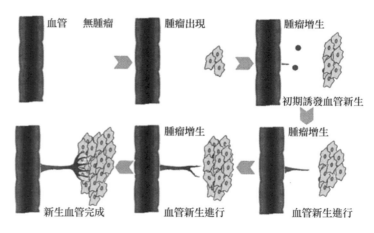

圖5-1：腫瘤引起血管新生

由於腫瘤導致的血管新生是一種不受正常控制的失序狀態，和正常血管相較下，腫瘤新生的血管形狀常常是很不規則的，由於結構缺乏完整性，並且缺乏平滑肌以及完整的基底膜去支持整個組織，導致血管管徑大小不一致，彎曲的狀況也沒有邏輯可尋，動脈不一定先接微血管再

接靜脈，也時有小動脈直接連接到小靜脈而成動靜脈分流（arterio-venous shunts）的狀況，甚至還有大量的血管盲端及血管局部膨出，這些因素都會造成血管中的血流遲滯。而此種新生的血管細胞管壁較薄，內皮細胞間存在著較大的空隙，雖然達到較佳的通透性，但是這些特性會導致血液滲出增加及組織間高壓，而造成臨床上腫瘤的水腫現象（edema），以及在放射檢查時顯影增強的效果。另外，腫瘤新生的血管通透性較正常血管佳，也可能會被癌細胞所利用，而穿透轉移到其他組織。

近來在腫瘤血管的研究上發現了一種完全沒有內皮細胞參與的血管系統——「血管生成擬態」（vasculogenic mimicry，VM），這個現象存在於特定的腫瘤中（如黑色素瘤、攝護腺癌等），它是由一種外基質所形成的環狀管路，圍繞在實體腫瘤細胞的周圍，而腫瘤細胞也參與管壁的構成，血管生成擬態極易由於腫瘤細胞的脫離而造成轉移的現象。此外，腫瘤組織中還存在「馬賽克血管」（mosaic blood vessels），這種血管的內表面為腫瘤細胞和內皮細胞相間排列，這種排列方式有可能與造成血管壁有較大縫隙，以及癌細胞在內皮細胞脫落後參與血管內側細胞的生成有關。

經過近年來研究發展，逐漸發現血管新生是一種涉及到多種因子及組織細胞的複雜反應。腫瘤形成初期，

癌細胞和周圍的結締組織會分泌出促進血管新生的物質（angiogenic substances），使周圍的促血管生成因子活化，血管內皮細胞（endothelial cells）增生（參見圖5-2）。癌細胞也會釋放出蛋白酶使得血管基底膜和細胞外的基質組成被降解再重新組成，內皮細胞被活化並進入周圍組織內層開始增生和遷移形成新的基底質。當促進血管新生的生長因子受體活化後，促使內皮細胞出芽構成管腔結構，而芽狀組織擴大成環型，透過周圍支持細胞（如平滑肌細胞、纖維細胞）的配合下，最後形成完整的血管系統。腫瘤的發展與血管新生息息相關。腫瘤細胞需要生成新的血管才能進入循環系統，將癌細胞轉移至其他器官；而癌細胞轉移至新的組織後，也必須生成新的血管系統，才能將自己不斷複製增生。

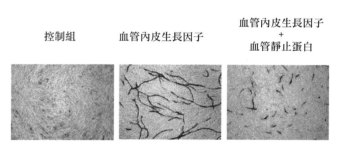

控制組　　　　血管內皮生長因子　　　血管內皮生長因子 + 血管靜止蛋白

圖5-2：腫瘤初期血管內皮細胞的增生

抑制血管新生在癌症治療的應用

　　在癌症治療上，若要以抑制腫瘤細胞的血管新生作為治療癌症的標的，需要仔細去探究血管新生反應中涉及了哪些生物因子。血管生成因子有上述所提到的促進因子（如血管內皮生長因子，以及纖維母細胞生長因子），在實際的腫瘤治療中，醫生發覺血管生成也有自然生成的抑制因子，他們發現大的原發腫瘤（primary tumor）切除後，時常會導致轉移性腫瘤的快速生長。這個現象有可能是因為原發腫瘤會分泌出某些抑制小腫瘤生長的物質，而一旦大腫瘤切除後，此抑制生長的物質不再出現抑制周遭細胞，小腫瘤就會快速生長起來。人體本來就需要促進因子和抑制因子來調節血管生成的平衡，這些抑制血管生成的物質，其中很大部分是來自一些蛋白質經水解酶作用後，所切割下來的一個片段，如內皮抑素（endostatin，細胞外膠原蛋白XVIII水解片斷）、血管靜止蛋白（angiostatin，由血纖維蛋白溶解酶原水解片斷）。這兩種血管生成抑制因子應用在癌症治療均已進入臨床試驗。

　　1988年，第一位惡性腫瘤患者接受抗血管生成治

療，獲得成功的結果。而經過不斷的研究與測試，終於在2004年，美國食品及藥物管理局通過基因科技公司所研發的抗癌藥物「癌思停」上市，這是第一個進入市場的血管生成抑制劑。癌思停的成分會與血管內皮生長因子結合，造成生長因子無法和內皮細胞上的受體結合，進而阻斷腫瘤的血管生長。理論上，除了生長因子的抑制劑或是直接投予血管生成抑制劑這兩種治療方法外，「基質金屬蛋白酶」抑制劑也可防止正常血管被癌細胞破壞基質，而達到抑制腫瘤發展的效果。必治妥施貴寶公司研發的BMS-275291、亞特那實驗室的鯊癌靈（Neovastat），以及CollaGenex製藥研發的COL-3等多種基質金屬蛋白酶抑制物已經進入臨床研究的階段。

　　和傳統化療相比，抗血管生成治療能專一性的以血管新生因子作為標靶，接受這種治療法的腫瘤細胞也不容易產生抗藥性，而且一旦對腫瘤血管的內皮細胞有所壓制，即可大量抑制腫瘤細胞的生長，同時不會傷害到骨髓及造血器官；另

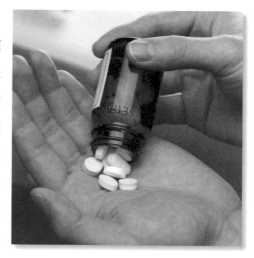

外，抗血管生成的治療對很多種類的惡性腫瘤都有效果，相當令人振奮。

近年來腫瘤血管生成的研究進展很快，對於腫瘤如何發展出血管系統這方面的知識，若知道的愈透徹就愈有機會找出適當的治療藥物，目前已有許多抗腫瘤藥物是針對多種血管生成因子及內皮細胞標記物所設計。由於抗血管生成治療是一種長期、慢性的治療方式，和其他藥物共同治療時，對於用藥時間和劑量的拿捏，以及副作用的評估，都還需要深入研究，但在藥理學家持續不斷的改良研究下，相信抗血管新生治療將會愈來愈受到重視，而得以發揮它對抗癌症的巨大功效。

褐藻醣膠可抑制血管新生

　　如前所述，褐藻醣膠可以對抗癌症的第二大原因，就是這種藻類提取物可以抑制腫瘤細胞的血管新生。

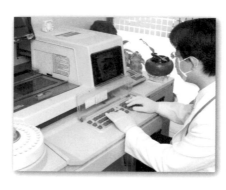

　　這方面的第一個實驗成果（請參考附錄文獻4），已於2003年1月發表在〈生化藥理學〉（Biochem Pharmacol）期刊上，這是日本福岡大學（Fukuoka University）藥理學院小柳（Koyanagi S.）等人進行的。此研究主要在驗證褐藻醣膠是否能藉由抑制腫瘤引發的血管新生作用，而壓制腫瘤生長這樣的理論學說所設計的。天然及過度硫酸鹽化（oversulfated）的褐藻醣膠（NF and OSF）皆可藉由預防血管內皮生長因子VEGF（165）與細胞表面接受體之結合，因而顯著壓制臍靜脈內皮細胞HUVEC中VEGF（165）的促細胞分裂作用與趨化反應（chemotactic action）。而過度硫酸鹽化褐藻醣膠的壓制效果比天然的褐藻醣膠效能更佳，

顯示硫酸基（sulfate group）數量的多寡在褐藻醣膠扮演重要的角色。而在Lewis肺癌及B16黑色素細胞瘤（melanoma）的小鼠身上，也可以觀察到褐藻醣膠相同的抑制作用。上述結果顯示褐藻醣膠的抗腫瘤效果，至少部分原因是與其抗血管新生及硫酸基數量的多寡有關。

不久後，2005年1月〈細胞技術學〉（Cytotechnology）期刊上刊載了由日本九州大學（Kyushu University）農學院葉博士等人主導的另一項研究（請參考附錄文獻5）。

首先，研究人員評估褐藻醣膠萃取物對腫瘤細胞氧化壓力（oxidative stress）之效果，證實細胞內的過氧化物（H_2O_2）濃度及腫瘤細胞釋出過氧化物兩者皆可被褐藻醣膠萃取物大幅抑制，說明褐藻醣膠萃取物可改善腫瘤細胞的氧化壓力；接著，測試人類纖維肉瘤細胞株HT1080的侵犯能力（invasion ability），結果褐藻醣膠萃取物可以經由壓制基質金屬蛋白酶（matrix metalloproteinases，MMPs）MMP-2/9的活性而明顯抑制其侵犯力。他們更進一步研究褐藻醣膠萃取物對人類子宮癌細胞株HeLa cell血管新生的影響，發現其可以抑制血管新生因子（即血管內皮生長因子，VEGF）的表現及分泌，進而壓制腫瘤細胞內的血管形成。總之研究結論就是：褐藻醣膠萃取物具有對腫瘤細胞之侵犯力及血管新生有明顯抑制效果。

2005年4月，日本岡山縣立大學（Okayama Prefectural

University）營養科學系松原教授（Matsubara K.）等人的研究成果則發表在〈國際分子醫學期刊〉（Int J Mol Med）上面（請參考附錄文獻6）。這篇研究主要是針對褐藻醣膠對抗血管新生的作用機制做探討，針對中等分子量（15～30 kDa）褐藻醣膠對於人類臍靜脈內皮細胞（HUVEC）的功能進行研究。分子量30 kDa的褐藻醣膠與原生種（native）褐藻醣膠作用相似，雖然中等分子量的褐藻醣膠作用較弱，但在生物體外（ex vivo）模式，中等分子量的褐藻醣膠對人類臍靜脈內皮細胞仍具有抑制血管新生的作用；而分子量15～20 kDa的褐藻醣膠則沒有抑制血管生成的效力。

　　第三項研究比之前的論文更進了一步，說明了分子量20～30 kDa的褐藻醣膠可能是對血管新生作用的關鍵點。

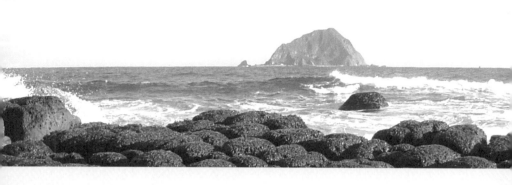

第 **6** 章

海藻防癌抗癌作用之三
——增強免疫力

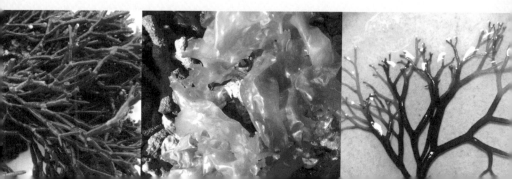

癌症的免疫反應

　　我們常常聽到這樣的說法，某人感染了什麼病毒，但是因為他的免疫力很強，所以沒有發病；或者說，這種食物很健康，可以提高人體的免疫力。雖然很多人常常把免疫力掛在嘴邊，但他們了解什麼是免疫力嗎？

　　為了解釋免疫力，我們先來看看免疫反應。在人體免疫系統中，經外在環境（如生物螫咬、撞擊摩擦……等）影響而受傷的組織所產生的發炎反應是屬於非專一性的免疫反應，主要由存在於血液中的白血球負責。如果是由於外來物（細菌、病毒）等入侵人體內則需經過免疫系統的辨識而產生的免疫反應，為專一性免疫反應。

　　外來者（細菌或病毒）經過免疫系統中的白血球或巨噬細胞吞噬分解後，會被切成片段（通常是蛋白質），這些片段可代表外來者的標識，稱為「抗原」，抗原會被送到免疫細胞膜上，供本身與其他免疫系統成員辨識；免疫系統中的淋巴循環有一群淋巴細胞稱為B細胞，B細胞依抗原片段而製造「抗體」，抗原抗體結合後會抑制外來者活性，並且透過結合標定吸引另一群免疫系統的成員T細

胞，而T細胞群會吞噬或破壞該外來者，抗體經過血液與淋巴循環系統流經人體各處，掃除入侵者，使人體康復。且其中一群B細胞會產生該抗原的記憶，之後如果此外來者再次入侵人體時，我們就可以快速製造抗體與之對抗，其記憶可維持數十年以上。

T細胞的細胞膜上含有「主要組織相容性複合體」（MHC），會把抗原呈現在上面供自己與其他T細胞辨識外來者，並且直接行吞噬作用或破壞殺死分解外來者。

癌症細胞不是外來者，他們是由原本正常的組織細胞經過內在或外在環境誘發與基因突變的累積，造成細胞不正常增生，最後變成了反叛細胞；免疫系統透過一般組織細胞的細胞膜上第一型MHC分子共同的標識不會攻擊自身細胞，然而變成癌細胞會產生腫瘤抗原於細胞膜上，免疫系統一旦辨識為外來者便引發所謂的專一性免疫反應。

目前已知腫瘤抗原分成兩類，一類是經過突變產生的新腫瘤抗原只在腫瘤細胞呈現，其他正常細胞沒有呈現，免疫系統會引發專一性免疫反應，稱為腫瘤專一性抗原；另一種是正常細胞表現蛋白質含量低，卻在癌症細胞表現量異常增加，或者是僅在胚胎時期表現的蛋白質卻在個體成熟後大量表現，也會引發專一性免疫反應，稱為腫瘤相關性抗原。

另外，除了透過腫瘤抗原經過細胞膜上的第一型MHC

分子讓T細胞群辨識成外來者外，免疫系統中的自然殺手細胞（natural killer cell）與巨噬細胞由於不需透過MHC分子的辨識，即可清除腫瘤細胞，因此也擔任免疫防禦線的重要角色。

大部分的腫瘤細胞可被免疫系統偵測並且清除；然而也有一些腫瘤細胞可能逃過免疫系統的圍剿而不斷異常增生，甚至產生轉移。由於腫瘤細胞膜上含少量的第一型MHC分子，使得腫瘤抗原無法有效地標示在細胞膜上，因此T細胞群不易辨識進而破壞腫瘤細胞；除此之外腫瘤抗原即使被標示於第一型MHC分子上，引發專一性免疫反應的相關分子如果表現量不夠，免疫反應亦無法完全清除腫瘤組織。

另外，B細胞群產生的抗體雖與抗原結合幫助T細胞群有效地辨識並且破壞腫瘤細胞，但科學家發現有些抗體透過與抗原結合反而促進腫瘤細胞的生長，有些抗體與抗原結合後會擋住T細胞群辨識位置而躲過免疫系統的攻擊；當免疫系統細胞本身的特性以及抗體兩者皆無法有效抑制腫瘤細胞的異常增生時，腫瘤組織便不斷擴大，透過血管新生與血液淋巴循環系統轉移至他處，造成惡性腫瘤轉移（參見圖6-1）。

腫瘤細胞也會發生在免疫系統內。免疫系統中細胞的製造通常由骨髓幹細胞或是淋巴母細胞負責，骨髓幹細

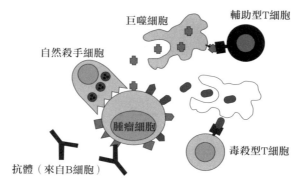

自然殺手細胞
巨噬細胞
輔助型T細胞
腫瘤細胞
毒殺型T細胞
抗體（來自B細胞）

圖6-1：腫瘤細胞與免疫反應

胞的其中一類子細胞，會分化成紅血球與白血球兩大類；淋巴母細胞則產生淋巴細胞，淋巴細胞在骨髓成熟為B細胞群，在胸腺成熟則為T細胞群；成熟B細胞群與T細胞群流動在血液與淋巴循環系統。

　　若經外在或內在環境，如放射線、致癌因子或病毒入侵產生自身的基因突變，或是遺傳因子經由基因突變累積，造成骨髓幹細胞或是淋巴母細胞生產過多未成熟白血球於血液中，或是生產出不正常的B細胞與T細胞群，破壞骨髓造血功能並且引發血小板不足，免疫力降低後，外來者也會因此容易壯大，繼而造成其他併發症。因此免疫系統若本身不成熟或病變時，就更加容易引發癌症。

癌症的免疫治療

　　目前癌症治療分為手術切除、化學治療、放射治療、免疫治療等；其中利用提高病人本身免疫力，而達到癌症治療效果的方式即為免疫治療（immunotherapy）。

　　廣義的免疫療法可區分為四大類：（1）細胞激素療法；（2）細胞輸注療法；（3）單株抗體療法；（4）癌症（腫瘤）疫苗療法。而在實際施行治療上，主要概念有兩種，一種是透過增強免疫反應的相關分子，以及增加免疫活性進而破壞腫瘤，第二種是施打體外產生的疫苗，促進免疫系統辨識腫瘤組織達到破壞腫瘤。而免疫治療的目的是透過提升自體免疫能力清除腫瘤組織，而不必持續地或加強地使用化學治療或放射治療等毀滅性的治療；免疫治療亦可搭配在手術切除或化療、放射治療後，破壞殘存的腫瘤細胞，有效地達到消除癌症，以及預防復發的目標。

　　受傷的細胞會釋放細胞激素，刺激淋巴球B細胞與T細胞的增生，而增強專一性免疫反應，因此使用促進活化細胞激素的藥物可用來搭配在癌症治療上；除此之外，食

用內含豐富的功能性多醣體，例如靈芝、巴西蘑菇等，透過消化系統吸收，可催化細胞膜上的受體，增加細胞內對免疫相關的基因表現，達到增強免疫能力的效果。另有臨床醫學學者抽取病人的血液，以生物技術體外大量培養自然殺手細胞，再注射回病人身體，可短暫且有效地抑制癌症；然而成本過高，其治療方式不普遍。

另外還有一種利用免疫來治療癌症的方式——用單株抗體製作癌症疫苗。癌症疫苗的原理是利用生物技術分離出僅呈現於癌症細胞膜上，而一般組織細胞沒有的特殊抗原，經過修飾後注射入人體，幫助免疫系統辨識特殊抗原，進而清除癌組織。

再進一步說明，單株抗體是以生物技術，分離癌細胞膜上與正常細胞不同的特殊抗原，或是過度表現的抗原蛋白，以細胞融合技術，將B細胞與骨髓瘤癌細胞融合，擷取兩種細胞的特點，可不斷分裂且大量製造對抗抗原的抗體，從同一株B細胞取得之抗體即為單株抗體；將單株抗體注射入體內，待抗體辨識癌組織後即可激發免疫系統，破壞腫瘤細胞。

舉例來說，例如分子應用基因公司研發出的利妥昔單抗（Rituxan），會和淋巴球細胞上的CD20表面抗原結合，引起補體依賴細胞及抗體依賴細胞的毒殺作用等免疫反應，進而消滅淋巴瘤細胞，1997年時作為美國第一個核

可應用在癌症治療上的抗體。而目前經美國食品和藥物管理局核准上市的「賀癌平」（Herceptin），便是與乳癌細胞膜上HER2受體結合，降低HER2抗原活化表現，抑制癌細胞增生作用。

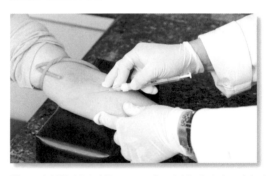

除此之外，免疫系統另有一群稱為樹突細胞（dentritic cell），未成熟的樹突細胞會吞噬或破壞癌細胞，並將抗原與MHC分子結合標示於本身細胞膜上，直接激發殺手T細胞（T細胞的一種）破壞癌組織，或是待樹突細胞成熟後藉由MHC分子呈現給輔助型T細胞，促使輔助型T細胞活化B細胞群而產生抗體，同時分泌細胞激素強化T細胞的免疫能力，因此體外培養樹突細胞在製造特定癌症的抗原扮演重要的角色，然而癌症疫苗仍處臨床試驗階段。另外，亦有其他因素，例如免疫系統可能會攻擊正常組織，以及腫瘤組織若再突變修飾而不表現該特殊抗原，則疫苗無效等因素，仍需要時間與人力投入改善。

隨著基因工程及生物分子科技的進步，免疫療法也由理論進入臨床的實驗，但在現階段，由於抗體材料均取自於生物體，成本太高導致售價昂貴，此類治療方法目前仍

然無法普及，連帶也導致可參考的案例不多。另外不可忽略的一點是，將他人的免疫細胞運用在另一人身上，雖然在當下對付癌細胞可能有效果，但該免疫細胞還是有可能會增生，進而攻擊宿主免疫系統，最終骨髓中的細胞被移植細胞所摧毀。利用一樣的原理，也同樣能強化免疫機能，機能性食品相較之下就顯得溫和多了。

褐藻醣膠可增強人體免疫力

　　關於褐藻醣膠可增強人體免疫力的研究是醫學界想要了解的重點之一。因為褐藻是一種天然物質，從中提取的褐藻醣膠如果可以增強人體免疫力，會對癌症治療帶來一線新希望。

　　下面將要介紹三個已經完成的實驗，這些實驗證實了褐藻醣膠可增強免疫力的功效。

　　第一個實驗（請參考附錄文獻7）是由日本神奈川縣的北里大學（Kitasato University）病理學系丸山（Maruyama. H.）教授等人主導，於2003年5月發表在〈In Vivo〉期刊上，研究人員測試在有P-388 腫瘤細胞小鼠身上，對褐藻醣膠預先處理後之反應。

　　在接種（inoculation）腫瘤細胞前給予褐藻醣膠4天之小鼠，與沒有給予褐藻醣膠之對照組相比較，其存活期有延長的情形。給予褐藻醣膠之實驗組小鼠，其自然殺手細胞之溶解細胞活性明顯提升；藉由T細胞產生干擾素-γ（interferon-gamma， IFN-γ）的量也較對照組增加約2倍。這個實驗說明了，褐藻醣膠的抗腫瘤效果是經由干擾素-γ

活化自然殺手細胞而產生。

第二項實驗（請參考附錄文獻8）同樣由丸山教授等人主導，研究報告於2006年12月發表於國際期刊〈Planta Medica〉上。此研究報告是想測試褐藻醣膠對於小鼠A20白血病腫瘤細胞之腫瘤生長是否能有效抑制；以及接受T細胞接受體基因轉殖（Do-11-10-Tg）小鼠，比較於餵食褐藻醣膠前後，其經由T細胞調控的免疫反應是否有所差異。實驗方法是餵食小鼠1％褐藻醣膠10天，並皮下接種A20白血病腫瘤細胞，其後，再餵食小鼠內含褐藻醣膠飲食40天，結果顯示，褐藻醣膠對於抑制腫瘤生長的效果可達65.4％。研究人員亦發現，接受T細胞接受體基因轉殖（Do-11-10-Tg）小鼠組，其T細胞及自然殺手細胞毒殺腫瘤細胞的活性會增強（augmented）。故研究顯示，褐藻醣膠確實可以抑制腫瘤細胞的生長，研究人員並推論褐藻醣膠摧毀腫瘤細胞是透過輔助型T細胞（Th1）及自然殺手細胞的作用來達成。

第三項實驗（請參考附錄文獻9）是由中國山東大學基礎醫學研究所之研究人員主導，於2008年12月發表於〈國際免疫藥理〉（Int Immunopharmacol）期刊上，此研究是為了證實源自於單核細胞的樹突細胞（DCs）表現型極化現象會被褐藻醣膠所改變。褐藻醣膠可誘導Th1-promoting腫瘤壞死因子（TNF-alpha）及介白素-12（interleukin-12）的

分泌，並增加其異體刺激能力（allostimulatory capacity）。Naive T 細胞可藉由給予褐藻醣膠後刺激分化，而有助於朝向輔助型T細胞依存介白素-12分泌這樣的反應。上述研究成果反應褐藻醣膠或許可引發DCs的成熟並驅使其分化朝向輔助型T細胞極化之表現型。故這些資料可支持褐藻醣膠用以作為癌症免疫療法之參考依據。

　　以上三個實驗證實了，褐藻醣膠可以透過增強人體免疫力，活化人體內的自然殺手細胞，從而達到對抗癌症的目標。

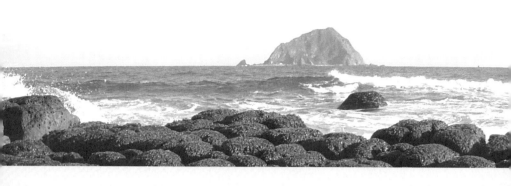

第 7 章
海藻有效防治
其他文明病

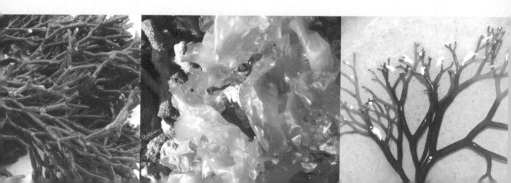

生活方式和飲食習慣改變
造成文明病

　　我們通常都認為由於工作壓力、生活操煩、人際關係緊張引起的文明病是最近幾十年才有的現象；其實不然，早在十八世紀時，富裕的西方社會就已經出現了文明病（diseases of civilization）。

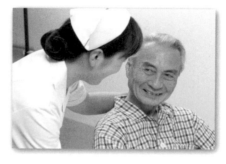

而到了十九世紀，由於生活步調加快，工作壓力增大，進而導致更多人出現身心不適應的現象，因而又有了精神衰弱（neurasthenia）這個新名詞。時至二十世紀，更有專家觀察到美國富裕高收入的專業人士患有所謂的「雅痞感冒」（yuppie flu）──不明原因的慢性疲勞症。我們從這一簡化的文明病史就可以看出，所謂文明病是跟工業革命後生產方式的改變以及相應生活方式的變化息息相關。

　　因為工業革命後，大部分的人離開農村，不必再以農業生產維生，這一方面是一種生產結構的改變，但是同

時，因為很多人湧入城市從事工業生產，變相地增加了工作場所的競爭，高額的都市消費，因此就構成了生活的壓力。同時，畜牧業、養殖業的進步，使得飲食金字塔發生了很大的轉變，現代人的餐桌上，高蛋白、高脂肪的動物性食品愈來愈多，澱粉愈來愈精製，纖維含量卻愈來愈少，這些飲食習慣的改變也是造成所謂現代文明病的另一大肇因。

現在我們講的文明病跟當初最早的文明病也已經不盡相同了，一些因為飲食而引起的疾病，也歸納到文明病的欄目之下。因此，所謂的文明病又可以分成兩大類，一個是身體方面的，包括高血壓、高血脂等心血管疾病，以及糖尿病、痛風等等；另一方面是心理的，包括憂鬱症、慢性疲勞症候群等等。

我們這章要討論的是，藻類食物的營養成分如何對這些現代文明病提供改善與預防。

改變飲食，攝取必需營養
增強免疫力

2003年SARS肆虐台灣的那一幕大家都還記憶猶新（SARS死亡率約5%），2009年又來了一場新流感（新型H1N1，死亡率約十萬分之六），雖然新流感的嚴重程度跟SARS比起來不可同日而語，但是現在這場戰役究竟會傷

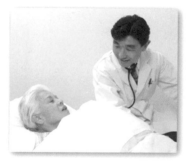

害多少人，造成多大範圍的影響，我們都無法預估，目前還有疫苗緩打潮的問題。人類對環境的破壞，使得各種新的流行病、傳染病應運而生，而舊的且明明已經得到控制的傳染病也可能產生變異後再捲土重來。繁榮的世界貿易使得全球商品流通無國界，加上交通工具的便利，讓疾病的傳染途徑變得更複雜多元。就算這一波的新流感過去了，我們不知道下一波的流行病會是什麼（烏克蘭發現的怪異流感，已造成一百四十萬人感染，三百多人死亡），流行的程度有多廣，對人體的危害有多深。

　　美國疾病控制預防中心（CDC）的流行病學家史蒂芬尼‧斯克瑞奇（Stephanie Schrag）曾這樣說：「對新出現傳染病數目的估計莫衷一是，如何確切地劃分新出現的疾病和再出現的舊疾病尚未有一致的標準。一般來說，新出現的疾病與死亡率及發病率顯著增加是有相關連的，但是並無嚴格的閾值說明這種比率的增加到何種程度時，就表明出現了新的傳染病，而且全球資料的不確定性使得這種區分更加困難。」他還說：「雖然精確的數字不是最重要的問題。但只要一次傳染病的『爆發』，就可以發展成為一個嚴重的全球災難。」

　　面對這一波強似一波的流行疾病，我們究竟該如何應對呢？改善環境的話題太大，發展醫療技術的思慮太遠，我們唯一可以做的就是從「改變自我」開始。調整自己的作息，改正日常的飲食習慣，人每天都要吃吃吃，如何吃出健康、吃出抵抗力、吃出免疫力，是當今的顯學，因為免疫力才是身體真正的守護者。

　　針對新流感來勢洶洶，2009年年底美國NBC新聞網大篇幅地向大家介紹了九種健康食物，我們先來看看這九種食物是哪些，它們有什麼特別的地方，以及和我所推薦的海藻有何關連？

　　第一，益生菌。益生菌可以保護腸道，避免致病細菌的產生。另外，有些乳酸菌也能促進血液中白血球的生

成。所以，這一類食物有：優酪乳、泡菜及一些發酵食品。而海藻中的膳食纖維是有利於腸道益生菌生長的。

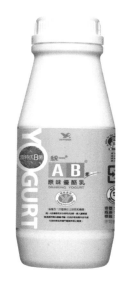

第二，番薯。增強皮膚的抵抗力。皮膚也是人體免疫系統的組成分子之一，為抵抗細菌、病毒等外來物侵害的第一道屏障。維生素A在結締皮膚組織過程中發揮重要作用，而補充維生素A最好的辦法就是從食物中獲取 β-胡蘿蔔素；番薯是獲得這種營養的途徑之一，它含有豐富的 β-胡蘿蔔素，而且又有高纖維及多種礦物質。其他如南瓜和紅蘿蔔也富含 β-胡蘿蔔素，當然海藻也是。

第三，茶。抗細菌防流感。哈佛大學的免疫學者發現，連續兩周每天喝5杯紅茶的人其體內會產生大量的抗病毒干擾素，其含量是不喝茶的人的10倍，這種可以抵抗感染的蛋白質有效幫助人體抵禦流感，同時，還可以減輕食物中毒、傷口感染、腳氣病甚至是肺結核和瘧疾的症狀。當然，綠茶也有同樣的效果。這項食物的關鍵是產生抗病毒的干擾素。藻類所含的多醣體如第3章所述，可以在體內誘導干擾素產生。

第四，雞湯。這是一帖美味的治感冒藥。雞肉在烹煮

過程中釋放出來的半胱胺酸與治療支氣管炎的藥物乙醯半胱胺酸非常相似，有鹽分的雞湯可以減輕痰多的症狀，因為它與咳嗽藥的成分很像。燉雞湯時加些洋蔥和大蒜，可讓效果更顯著。此外，雞肉的蛋白質還有豐富的球蛋白，也可以增強人體的抵抗力。所以這項食品的關鍵是蛋白質也就是胺基酸，而海藻中含有許多優質的胺基酸。

第五，牛肉。補充鋅、鐵增強免疫力。鋅在人體中非常重要，它可以促進白血球的增生，進而幫助人體防範病毒、細菌等有害物質。即使是輕微缺鋅，也會增加罹患傳染病的風險。牛肉是人體補充鋅的重要來源，所以在冬季，適當進補牛肉，既耐寒又預防流感，而鐵是製造血紅素的重要原料。此一食物的重要關鍵是鋅和鐵，而海藻中富含此兩種礦物質。

第六，蘑菇。含多醣體促進白血球抗感染。長久以來，人們就把蘑菇當做提高免疫力的食物。現在，研究人員們找到了古代人這樣做的理由：因為蘑菇裡的多醣體可以促進白血球的產生和活動，讓它們更有效地防禦病毒。所以，蘑菇的效用是促進白血球的功能，而關鍵在於多醣體。海藻中富含多醣體。

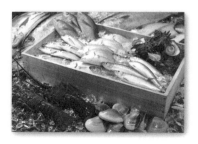

第七，魚和貝類。補硒防病毒。英國專家研究指

出，補充足夠的硒可以增加免疫蛋白的數量，進而幫助清理體內的流感病毒。硒的主要來源是牡蠣、龍蝦、螃蟹和蛤蜊等海鮮類食物。另外，魚類如大西洋鮭魚中的 ω-3不飽和脂肪酸也能夠幫助血液產生大量的抗流感物質，有助於提高人體免疫力。這類食物的關鍵在於硒、ω-3不飽和脂肪酸和優質蛋白質，而海藻全部都有。

第八，大蒜。大蒜素抗感染和抗細菌。英國研究人員的實驗結果表明，食用大蒜可讓感冒發生機率降低六成多，經常咀嚼大蒜的人患結腸癌和胃癌的機會也大大減少。因此，建議每天生吃兩瓣蒜，並在烹飪菜餚時加入一些蒜末。這是海藻中所沒有的。但海藻具有親醣蛋白，也可以提升免疫系統，抑制細菌感染，撲殺癌細胞。

第九，燕麥和大麥。高纖維降膽固醇。燕麥和大麥都含有 β-葡聚糖，這種纖維素可降膽固醇，減少心血管疾病。食用燕麥和大麥，也可以增強免疫力，加速傷口癒合。海藻中也含有大量的纖維素。

我們綜觀上述NBC所推薦的九種健康食物，可以看到，大多數的營養成分都能在藻類中發現，也就是說，我們吃海藻就可以同時補充到許多食物的營養，這就是為什麼藻類會成為健康食物新寵的原因。但筆者要特別強調，多吃海藻之外，其他食物也不能偏廢，現代人應該增加攝食海藻的比例和次數。

藻類如何預防與治療文明病

我們先來看看典型的文明病——糖尿病。受到西方飲食習慣的影響，我們總是無意中吃進過量的動物性油脂及高熱量、高糖分食物；高熱量食物導致肥胖，而腰粗、脖子粗、體重過重的人就會讓胰臟工作過度，在長期使胰臟辛苦操勞的情況下，產生胰島素阻抗或胰島素分泌不足，進而導致了糖尿病。

由於對糖分及各種營養代謝的障礙，若控制不良，糖尿病患者血液中經常存在高糖分，就會造成其他部分壞死，如血管、神經、心臟、腎臟、眼睛等；一般治療的方法是以吃藥或注射胰島素的治標方式來控制血糖，如果能夠有效調整飲食習慣，維持體重，才是最根本的治療。

海藻中的活性多肽，其功能和胰島素相似，對糖尿病患者遵醫囑服藥後有較好的治療效果和保健功能；最重要的是海藻含熱量低，營養價值高，也有助於體重的控制。

另一個文明病是心血管相關疾病，它也是全世界各國的重要疾病之一，而台灣將心臟疾病與腦血管疾病合稱心血管疾病，一直蟬聯10年內十大死因的前三名，據估計

約每15分鐘就有1人死於心血管相關疾病。

海藻的脂肪酸含量較少，但擁有一些特殊的脂肪酸，對人體健康有很大的幫助。海藻除含有少量動物及高等植物常見的棕櫚酸、肉荳蔻酸、月桂酸及硬酯酸等飽和脂肪酸外，大部分為不飽和脂肪酸，如海帶、羊栖菜及裙帶菜含有油酸、亞麻油酸及次亞麻油酸。後兩者是人體必需的不飽和脂肪酸。

通常紅藻比綠藻及褐藻含較多的高度不飽和脂肪酸，尤以EPA較為常見。這種脂肪酸在深海魚類的魚油中含量也較多，除了可以降低血壓以及紓解壓力外，也可抑制血液膽固醇含量上升及血小板凝集，防止血栓形成及心肌梗塞，對心血管系統疾病發揮預防的作用。

另外，血管內的血栓形成也是引起心血管疾病發作的主要原因，血栓內含纖維蛋白及血小板等，目前已有許多關於褐藻醣膠可以對抗血栓形成之研究報告，這對於未來在臨床的實際應用上，無疑是一個新希望。

以下擷取數篇研究文獻以佐證海藻確實能幫助糖尿病患、心血管病患、腸胃疾病、高尿酸血症、貧血及肝臟疾病等的文明病。

一、心血管疾病：

1.瑞典倫德大學（ Lund University ）Thorlacius 等人，2000年於〈歐洲臨床研究期刊〉（Eur J Clin Invest）發表文

獻報告，若靜脈注射給予褐藻醣膠，可以明顯延長實驗動物小動脈及小靜脈中，因血栓造成完全阻塞所需的時間達7倍及9倍之多。且研究人員發現，給予褐藻醣膠之實驗組小鼠，其血液凝固參數均顯著改變，包括凝血酶原時間（prothrombin time）、活化部分凝血酶原時間（activated partial thromboplastin time，APTT）、凝血酶原凝固時間（thrombin clotting time，TCT），這些指標似乎可視為褐藻醣膠在生物體內有抗血液凝固的效用，由此研究結果推論，褐藻醣膠可以有效預防活體內小動脈及小靜脈血管內皮損傷，所誘導血管內血栓之形成。（請參考附錄文獻10）

2.2007年義大利及阿根廷學者在〈醣類生物學〉（Glycobiology）期刊共同發表一項研究報告，利用海藻萃取出之褐藻醣膠，來測試其抗血栓作用，他們利用活化部分凝血酶原時間作為指標，來測量抗血液凝固（anticoagulant）之活性。結果顯示，褐藻醣膠在血小板凝集試驗中，具有極強的抗血栓活性（antithrombin activity）。（請參考附錄文獻11）

3.法國巴黎第五大學（笛卡兒大學，University of Paris Descartes）醫學院Durand E等人，於2008年發表於〈血管研究期刊〉（J Vasc Res），研究人員用已患有股動脈血栓之紐西蘭白兔（New Zealand White Rabbit）作為實驗動物，皮下注射15毫克／公斤低分子量褐藻醣膠（low molecular weight fucoidan，LMWF），每天2次，連續4天，再以血栓形成的嚴重程度作評分。結果發現給予低分子量褐藻醣膠的實驗組，血栓評分較對照組有顯著下降的情形（p = 0.01），且不會延長出血時間及影響血小板凝集功能，故研究人員指出低分子量褐藻醣膠似乎可以有效預防動脈血栓形成且不會因此增加出血的風險。（請參考附錄文獻12）

　　4.2008年10月由俄羅斯醫學科學院（Russian Academy of Medical Sciences）Ushakova NA等人，發表於俄國之〈生物醫學化學〉（Biomeditsinskaya Khimiya）期刊，此研究是以褐藻醣膠對於凝血酶及凝血因子Xa的抑制作用，作為主要的探討目標。結果發現當抗凝血酶III（antithrombin III）存在的情況下，褐藻醣膠對於血栓形成之抑制作用有相當顯著增加的情形。此研究報告並表明褐藻醣膠也有抗發炎的作用。（請參考附錄文獻13）

　　螺旋藻是目前研究最多、最透徹的藻類，以下幾則是有關於螺旋藻對於慢性疾病之研究。1984年日本埼玉醫科大學（Saitama Medical College）Kato教授等人，發表於日本〈營養食品協會期刊〉（Nutr. Foods Assoc. Journal）的報告。若在大鼠飼料中，加入16％的螺旋藻，將可預防飲食造成的高膽固醇血症及動脈硬化；且因為高脂及高膽固醇飲食所造成的脂肪肝，在餵食螺旋藻後亦迅速獲得改善。（請參考附錄文獻14）

另外，1988年6月Nayaka等人發表於〈國際營養學報告〉（Nutrition Reports Int'l）期刊，共收訪30位有高血脂症及高血壓之男性受試者，對照組之飲食照常，實驗組則每天額外給予螺旋藻4.2公克，連續8周。實驗結果發現實驗組受試者血清總膽固醇量下降了4.5％，據此研究人員所下的結論為螺旋藻確實能夠降低膽固醇，而動脈硬化指數亦得到改善，螺旋藻很可能對緩解心血管疾病具有良好成效。（請參考附錄文獻15）

1990年4月日本香川營養大學（Kagawa Nutrition College）Iwata教授等人，發表於〈J Nutr Sci Vitaminol〉（Tokyo）之研究報告，將實驗大鼠分別餵以高果糖飲食引發高血脂症（hyperlipidemia），實驗組則另外給予螺旋藻，連續食用4周，結果他們發現，由高果糖飲食所導致的高血脂症，在餵食螺旋藻後獲得改善，且實驗組大鼠血漿中脂蛋白脂解酶（lipoprotein lipase）分解脂肪的活性亦隨之增高。（請參考附錄文獻16）

2007年11月墨西哥國立自治大學（National Autonomous University of Mexico）Patricia 教授等人，發表於〈脂質、健康與疾病〉（Lipids Health Dis）期刊，一共有36位受試者（16男20女），年齡介於18～65歲之間，口服螺旋藻製劑每天4.5公克，連續6周，之後再測試受試者的三酸甘油脂（triacylglycerols，TAG）、總膽固醇量（total cholesterol，

TC）、高密度脂蛋白（high density lipoprotein，HDL-C），及收縮壓（systolic blood pressure，SYST-P）與舒張壓（diastolic blood pressure，DIAST-P）等參數。結果顯示，三酸甘油脂由平均233.7 mg/dL降至167.7 mg/dL，總膽固醇量原為181.7 mg/dL降為163.5 mg/dL，高密度脂蛋白（也就是好的膽固醇）則從43.5 mg/dL上升至50 mg/dL，均有統計上之顯著差異（$p < 0.001$）；另外，男性受試者之平均收縮壓由121 mm Hg降至111 mm Hg，舒張壓則由85 mm Hg降至77 mm Hg；而女性受試者之平均收縮壓由120 mm Hg降為109 mm Hg，舒張壓則由85 mm Hg降為79 mm Hg。由上述實驗數據，作者的結論為螺旋藻確實有降血脂之功能，且對於降血壓也有助益。（請參考附錄文獻17）

二、糖尿病：

除此之外，印度古茶拉省巴羅達大學（Baroda University）的Parikh・P教授等人，於2001年年底，發表於〈醫學與飲食期刊〉（J Med Food）的報告指出，研究共25位罹患第Ⅱ型糖尿病患，實驗組受試者每天額外給予2公克螺旋藻連續2個月，對照組則沒有攝取螺旋藻。結果發現，實驗組受試者不論是空腹血糖值（fasting blood glucose）或是飯後血糖值（postprandial blood glucose）均較對照組血糖值低；甚至糖化血色素值（glycosylated hemoglobin，HbA1c）也有顯著下降的趨勢，故研究人員推

測額外補充螺旋藻有益於第Ⅱ型糖尿病患之血糖調控。（請參考附錄文獻18）。

2005年2月，由廣州中山大學藥學系黃教授等人，發表於〈中國中藥〉雜誌，實驗是以alloxan誘導大鼠產生糖尿病，其原理為選擇性破壞胰臟中分泌胰島素的B細胞，致使血中胰島素分泌量減少，造成糖尿病。研究人員將螺旋藻及鼠尾藻（sargassum thunbergii）以1：1混合之化合物，每公斤體重予12～110毫克的劑量，餵食糖尿病大鼠連續6周。實驗結果指出，因alloxan誘導糖尿病之大鼠，給予螺旋藻及鼠尾藻化合物後，血糖顯著下降，故螺旋藻確實有降血糖及保護血管的效用。（請參考附錄文獻19）

2009年11月印度瑪哈瑞斯・瑪坎德斯瓦大學（Maharishi Markandeshwar University，MMU）藥學系Gupta S教授等人，發表於〈糖尿病臨床實務研究〉（Diabetes Res Clin Pract）期刊，實驗目的是想要測試以Rosiglitazon治療第Ⅱ型糖尿病患，所引發之骨質疏鬆症，是否在給予螺旋藻萃取物後可以得到改善。Rosiglitazone為Thiazolidinediones（TZDs）類降血糖藥品，是一胰島素增敏劑（insulin sensitizer），其作用機制是經由刺激細胞核表面接受器PPAR γ（peroxisome proliferator activated receptor），增加脂肪細胞攝取游離脂肪酸、增加骨骼肌及脂肪組織攝取和促進葡萄糖利用，而達降血糖的目的。實驗方法

是將30隻大鼠分為4組，分別是對照組、糖尿病鼠、糖尿病鼠+Rosiglitazone組及糖尿病鼠+Rosiglitazone+螺旋藻組，於實驗第21天抽血，並於第45天以顯微硬度儀（micro-hardness）測骨骼強度（bone strength）。結果發現，糖尿病鼠+Rosiglitazone組大鼠骨密度有顯著下降情形；而糖尿病鼠+Rosiglitazone+螺旋藻組大鼠骨骼表面完整性（代表骨骼強度）則有顯著改善，推論是與螺旋藻內含大量的鈣質有關。所以研究人員因此推測，螺旋藻若與Rosiglitazone合併治療胰島素阻抗（insulin resistance）大鼠，可有效降低骨質疏鬆之風險，此外，螺旋藻還有促進Rosiglitazone抗高血糖與抗高血脂活性的作用。（請參考附錄文獻20）

三、腸胃疾病：

除了上述疾病外，台灣約有半數以上的民眾，感染到幽門螺旋桿菌（helicobacter pylori），它究竟有何可怕之處呢？幽門螺旋桿菌是一種屬於革蘭氏陰性的螺旋狀桿菌，其一端有4到6根鞭毛，可在胃黏膜中螺旋狀前進。它能分泌一種酵素，將尿素轉化成鹼性的氨，以中和胃酸，使其能生存於有強酸的胃中，並且還會分泌不同的消化酵素，破壞胃黏膜之表皮細胞，造成胃發炎。此菌感染全世界約一半的成年人，而台灣地區的盛行率亦高達54～60％。幽門螺旋桿菌是1983年由澳洲Masshall's醫師於胃黏膜標本中發現並培養出來的，隨著研究的進行，它被發現與

胃潰瘍、十二指腸潰瘍，甚至與胃癌（包括胃腺癌及胃淋巴瘤）都有密切之關連，甚至是這些疾病主要之誘因。

它在人體中只能寄生在胃黏膜的上皮，絕大多數的感染只造成無症狀的慢性胃炎，只有少數毒性較強的菌株會產生胃潰瘍或十二指腸潰瘍。但幾乎所有十二指腸潰瘍（95～100％）以及胃潰瘍（70～80％）都與幽門螺旋桿菌有關。國際癌症研究組織（International Agency for Research on Cancer，IARC）之研究人員，曾經收集某一特定群體受試者之血清，並加以測定其血清中是否含有幽門螺旋桿菌之抗體，結果發現受試者中近90％罹患胃癌者，血清中均含有幽門螺旋桿菌之抗體，而非胃癌者血清中抗體僅60％。據此估算，幽門螺旋桿菌血清學試驗呈陽性者，罹患胃癌之相對危險性為陰性者的3.8倍；若與15年前血清中即含幽門螺旋桿菌抗體者相比較，則罹患胃癌之相對危險性，甚至為血清試驗陰性者的8.7倍。故國際癌症研究組織於1994年判定幽門螺旋桿菌為第一類的致癌物質；換言之，這些學者依據文獻報告，認為已有足夠證據顯示感染幽門螺旋桿菌，會增加人類得到癌症的危險性。

幽門螺旋桿菌感染者，大多終其一生呈現無症狀的慢性胃炎，其中約有10～15％的人會得到消化性潰瘍，有小於1％的人會得到胃癌。相對的，約100％的慢性胃炎，大於95％的十二指腸潰瘍，90％的胃癌，75％的胃

潰瘍病患皆有幽門螺旋桿菌之感染。如果能將此菌清除乾淨，不但胃炎會因此改善，十二指腸潰瘍可癒合，不會再反覆發作，最重要的是，可因此降低罹患胃癌之風險。根據Shibata 等人1999年6月發表於〈J Nutr Sci Vitaminol〉（Tokyo）期刊，想要觀察褐藻醣膠是否可以抑制幽門螺旋桿菌附著於人類之胃上皮細胞。結果發現褐藻醣膠濃度16～30毫克／毫升即可抑制50％幽門螺旋桿菌的附著，而另一種物質硫酸葡聚醣（dextran sulfate）——一種硫化多醣類，則完全沒有抑制幽門螺旋桿菌附著之功能。顯示褐藻醣膠對於幽門螺旋桿菌附著於胃上皮細胞確實有抑制效用。（請參考附錄文獻21）

2003年2月Shibata等人發表於〈螺旋桿菌〉（Helicobacter.）期刊之報告，是以蒙古沙鼠（Mongolian gerbil）為實驗動物，其研究動機是因為幽門螺旋桿菌對抗生素之抗藥性日益嚴重，他們想找出可以對抗幽門螺旋桿菌之非抗生素性物質。實驗過程分為活體內（in vivo）及活體外（in vitro）；活體內實驗是觀察沙鼠胃發炎的情形，而活體外則是觀察豬的胃黏膜細胞與幽門螺旋桿菌附著之情況。方法是將褐藻醣膠加入沙鼠之飲水中，6周後發現有幽門螺旋桿菌感染沙鼠胃炎嚴重度，會隨著褐藻醣膠濃度的增加（dose-dependent）而有顯著緩解的情形；另外，褐藻醣膠在pH2.0及pH4.0時，皆可有效抑制幽門螺旋

桿菌附著於豬的胃黏膜細胞。故作者推論褐藻醣膠似乎可有效預防幽門螺旋桿菌感染，並因此降低罹患胃癌之風險。（請參考附錄文獻22）

此外，長岡（Nagaoka）等人2005年發表於〈Cell〉（Tokyo）期刊之研究報告，指出11位感染幽門螺旋桿菌之受試者，在每天攝取100毫克褐藻醣膠連續10天後，發現近半數受試者有明顯減緩胃發炎狀況，說明褐藻醣膠可有效改善胃潰瘍及控制幽門螺旋桿菌。（請參考附錄文獻23）

四、高尿酸血症：

目前，高尿酸血症以及痛風的患者，在現今社會也有逐年大量增加的趨勢，其合併尿道結石及腎機能障礙的比率相當高，這是一個不得不正視的文明病之一。有些患者的尿酸排泄量，會比健康者高出許多。此時患者的尿液，容易偏酸性（即pH值小於6.0），當尿液呈酸性時，尿酸就會很難溶解，會不斷堆積結晶成為結石。為了預防上述合併症，除了多喝水以增加尿量外，攝取可讓尿液變鹼性的食物也不失為一個好方法，以中和趨於酸性的尿液。海藻正是提供使尿液鹼性化的良好來源，如此不但可以讓尿液的pH值上升，防止酸性化，更可預防結石的產生。當然也有一部分的患者是因為尿酸排出有問題造成的。

五、肝臟疾病：

然後再來看看台灣最多人罹患的肝臟疾病。環境污

染、農藥餘毒、藥物、病毒、化學毒物等，長期累積使肝臟喪失解毒功能。而長期酗酒或營養不良，缺少膽鹼也會引起脂肪肝，肝臟就容易纖維化，最後肝硬化，引起肝臟功能衰竭。肝臟嚴重受損後，胺基酸會隨尿液大量流失，這時需要特別補充蛋白質。藍藻、綠藻等藻類含大量蛋胺酸與絲胺酸，有益肝臟機能，強化排毒作用，對脂肪肝、肝硬化有很好的食療效果。

此外，藍、綠藻含適量的鉀對肝臟也很有助益，日本許多臨床報告證實對肝病治療效果很好；長期GOT、GPT高，服用藥物無法改善的患者，多吃海藻類食物之後，服藥的效果就可以顯見。

六、貧血：

對女性來說，經期大量失血常常造成缺鐵的症狀，而藻類當中含有大量鐵質和其他礦物質，是很好的營養補充食物。同時，蛋白質當中含有蛋胺酸，可以使皮膚光滑有彈性，而且可以提升髮質，改善脆弱、分叉的現象。而藻類豐富的礦物質也是人類甲狀腺活力的來源。

闔上整本書，我們可以發現，生長在大海中的藻類，確實是我們人類最好的食物，從多多攝食藻類開始改變自己的飲食習慣，如同日本長壽村的沖繩縣，那獲得來自大海的豐沛生命力將不再是夢想。

1. Am J Hematol. 2005 Jan;78(1):7-14. Aisa Y, Miyakawa Y, Nakazato T, Shibata H, Saito K, Ikeda Y, Kizaki M Fucoidan induces apoptosis of human HS-sultan cells accompanied by activation of caspase-3 and down-regulation of ERK pathways.

2. Nutr Cancer.2005;52(2):189-201 Haneji K, Matsuda T, Tomita M, Kawakami H, Ohshiro K, Uchihara JN, Masuda M, Takasu N, Tanaka Y, Ohta T, Mori N Fucoidan extracted from Cladosiphon okamuranus Tokida induces apoptosis of human T-cell leukemia virus type 1-infected T-cell lines and primary adult T-cell leukemia cells.

3. Nutr Cancer. 2009;61(3):340-7. Nagamine T, Hayakawa K, Kusakabe T, Takada H, Nakazato K, Hisanaga E, Iha M Inhibitory effect of fucoidan on Huh7 hepatoma cells through downregulation of CXCL12.

4. Biochem Pharmacol. 2003 Jan 15;65(2):173-9. Koyanagi S, Tanigawa N, Nakagawa H, Soeda S, Shimeno H Oversulfation of fucoidan enhances its anti-angiogenic and antitumor activities.

5. Cytotechnology. 2005 Jan;47(1-3):117-26. Ye J, Li Y, Teruya K, Katakura Y, Ichikawa A, Eto H, Hosoi M, Hosoi M, Nishimoto S, Shirahata S Enzyme-digested Fucoidan Extracts Derived from Seaweed Mozuku of Cladosiphon novae-caledoniae kylin Inhibit Invasion and Angiogenesis of Tumor Cells.

6. Int J Mol Med. 2005 Apr;15(4):695-9. Matsubara K, Xue C, Zhao X,

Mori M, Sugawara T, Hirata T Effects of middle molecular weight fucoidans on in vitro and ex vivo angiogenesis of endothelial cells.

7. In Vivo. 2003 May-Jun;17(3):245-9. Maruyama H, Tamauchi H, Hashimoto M, Nakano T Antitumor activity and immune response of Mekabu fucoidan extracted from Sporophyll of Undaria pinnatifida.

8. Planta Med. 2006 Dec;72(15):1415-7. Epub 2006 Oct 20. Maruyama H, Tamauchi H, Iizuka M, Nakano T The role of NK cells in antitumor activity of dietary fucoidan from Undaria pinnatifida sporophylls (Mekabu).

9. Int Immunopharmacol. 2008 Dec 20;8(13-14):1754-60. Epub 2008 Sep 8. Yang M, Ma C, Sun J, Shao Q, Gao W, Zhang Y, Li Z, Xie Q, Dong Z, Qu X Fucoidan stimulation induces a functional maturation of human monocyte-derived dendritic cells.

10. Eur J Clin Invest. 2000 Sep;30(9):804-10. Thorlacius H, Vollmar B, Seyfert UT, Vestweber D, Menger MD The polysaccharide fucoidan inhibits microvascular thrombus formation independently from P- and L-selectin function in vivo.

11. Glycobiology. 2007 May;17(5):541-52. Epub 2007 Feb 12. Cumashi A, Ushakova NA, Preobrazhenskaya ME, D'Incecco A, Piccoli A, Totani L, Tinari N, Morozevich GE, Berman AE, Bilan MI, Usov AI, Ustyuzhanina NE, Grachev AA, Sanderson CJ, Kelly M, Rabinovich GA, Iacobelli S, Nifantiev NE; A comparative study of the anti-inflammatory, anticoagulant, antiangiogenic, and antiadhesive activities of nine different fucoidans from brown seaweeds.

12. J Vasc Res. 2008;45(6):529-37. Epub 2008 May 7. Durand E, Helley D, Al Haj Zen A, Dujols C, Bruneval P, Colliec-Jouault S, Fischer AM, Lafont A Effect of low molecular weight fucoidan and low molecular weight heparin in a rabbit model of arterial thrombosis.

13. Biomed Khim. 2008 Sep-Oct;54(5):597-606 ushakova NA, Morozevich GE, Ustiuzhanina NE, Bilan MI, Usov AI, Nifant'ev NE, Preobrazhenskaia ME Anticoagulant activity of fucoidans from brown algae.

14. Nutr. Foods Assoc. Journal. 1984.37:323. Japan T. Kato and K. Takemoto.
Effects of spirulina on hypercholesterolemia and fatty liver in rats.

15. Nutrition Reports Int'l. 1988.Vol. 37, No. 6, 1329-1337. Japan. Nakaya, N. : Homma, Y. : Goto, Y. Cholesterol lowering effect of spirulina.

16. J Nutr Sci Vitaminol (Tokyo). 1990 Apr;36(2):165-71Iwata K, Inayama T, Kato T. Effects of Spirulina platensis on plasma lipoprotein lipase activity in fructose-induced hyperlipidemic rats.

17. Lipids Health Dis. 2007; 6: 33. Patricia V Torres-Duran,1 Aldo Ferreira-Hermosillo,1 and Marco A Juarez-Oropeza. Antihyperlipemic and antihypertensive effects of Spirulina maxima in an open sample of mexican population: a preliminary report.

18. J Med Food. 2001 Winter;4(4):193-199. Parikh P, Mani U, Iyer U. Role of Spirulina in the Control of Glycemia and Lipidemia in Type 2 Diabetes Mellitus.

19. Zhongguo Zhong Yao Za Zhi. 2005 Feb;30(3):211-5. Huang ZX, Mei XT, Xu DH, Xu SB, Lv JY. Protective effects of polysacchride of Spirulina platensis and Sargassum thunbeergii on vascular of alloxan induced diabetic rats.

20. Diabetes Res Clin Pract. 2009 Nov 4. Gupta S, Hrishikeshvan HJ, Sehajpal PK. Spirulina protects against Rosiglitazone induced osteoporosis in insulin resistance rats.

附
錄

參
考
文
獻

21. J Nutr Sci Vitaminol (Tokyo). 1999 Jun;45(3):325-36 Shibata H, KimuraTakagi I, Nagaoka M, Hashimoto S, Sawada H, Ueyama S, Yokokura T.Inhibitory effect of Cladosiphon fucoidan on the adhesion of Helicobacter pylori to human gastric cells.

22. Helicobacter. 2003 Feb;8(1):59-65. Shibata H, Iimuro M, Uchiya N, Kawamori T, Nagaoka M, Ueyama S, Hashimoto S, Yokokura T, Sugimura T, Wakabayashi K. Preventive effects of Cladosiphon fucoidan against Helicobacter pylori infection in Mongolian gerbils.

23. Cell (Tokyo)Vol.37(10),30-33,2005 Masato Nagaoka, Hideyuki Shibata, Itsuko Takagi, RitsuoAiyama and Shusuke Hashimoto Effect of Fucoidan from Cladosiphon Okamuranus (Okinawa Mozuku) on the Eradication of Helicobacter pylori.

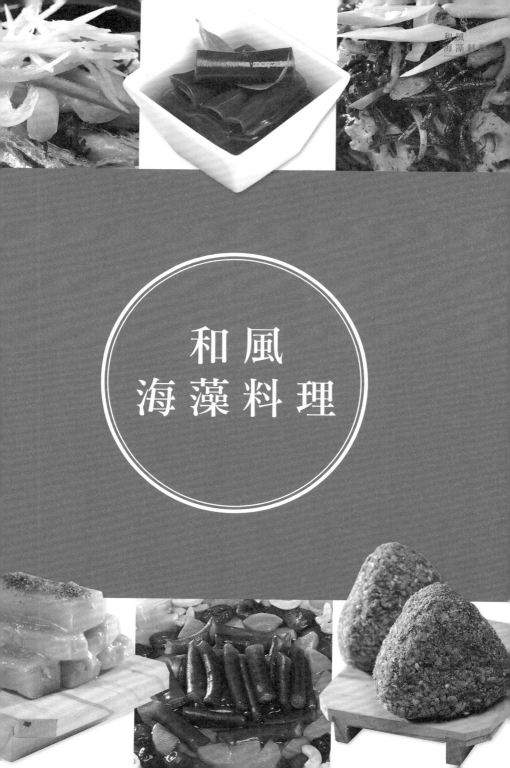

和風
海藻料理

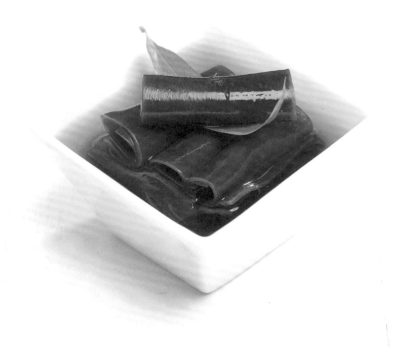

❖ 昆 布 高 湯 ❖

不用味精的祕訣

做 法

❶昆布20g加2000c.c.的水煮開後再以小火煮5分鐘,即可將昆布撈起冷凍或冷藏保存。

❷可再煮第二次高湯;煮過兩次高湯之後的昆布可以滷成滷味或切絲涼拌。

材 料	
昆布 (g)	20
水 (c.c)	2000

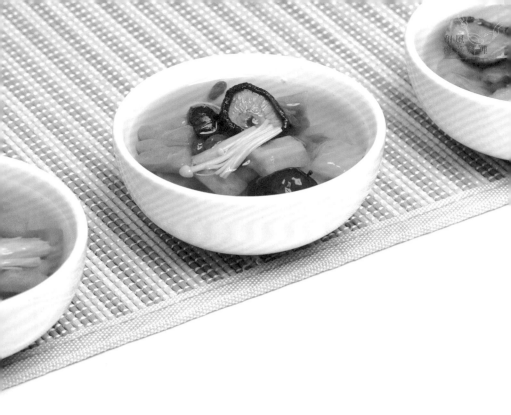

❖ 昆布苦瓜湯 ❖

做法

❶ 苦瓜先切塊燙熟、乾香菇泡開、金針菇切成3段。

❷ 把所有材料放入湯鍋，加入鹽一起煮開後，調成小火煮10分鐘，熄火加入香椿嫩芽醬和白胡椒粉即可享用。

材 料	
昆布高湯 (c.c.)	1500
苦瓜 (g)	300
小朵乾香菇 (朵)	10
紅棗 (粒)	10
紅蘿蔔小丁 (g)	30
金針菇 (g)	50
枸杞 (大匙)	2
調 味 料	
鹽 (小匙)	1
香椿嫩芽醬 (小匙)	1/4
白胡椒粉 (小匙)	1/4

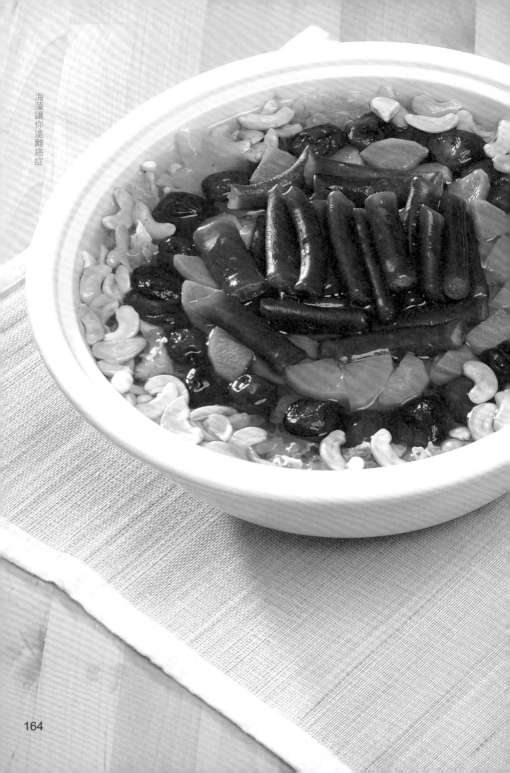

海竹笙
白菜砂鍋

做法

❶昆布高湯煮開，大白菜洗淨切塊用高湯燙軟後瀝掉水分，素肉燥退冰，其餘材料洗淨，海竹笙、乾香菇、白木耳分別泡水30分鐘。

❷先將蓮子鋪在砂鍋最底部，再將大白菜鋪一半在其上，續鋪一層素肉燥，然後將另一半大白菜鋪上去，最上層用紅棗、腰果、海竹笙、小香菇、金針菇、紅蘿蔔片、白木耳排好。

❸加入昆布高湯直到淹過材料，煮開後調成小火燉煮約30分鐘即可。

※塘塘素肉燥可在有機店買到。

材料

材料		材料		調味料	
乾蓮子(g)	30	海竹笙(g)	15	鹽(小匙)	1
大白菜(斤)	1	小朵乾香菇(朵)	20		
紅蘿蔔片(g)	50	乾白木耳(g)	10		
塘塘素肉燥(g)	300	金針菇(g)	150		
紅棗(g)	30	昆布高湯	適量		
腰果(g)	50				

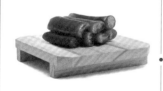

海竹笙就是海茸（一種褐藻）的圓柱體部份，因其中可取出海茸芯狀似竹笙而得名。

常見商品為切成段狀，可炒、可滷、可燴、可煮湯，口感Q脆，很有嚼勁，一些機關、醫院經常採購作為營養保健餐的菜餚之一，也是許多火鍋配料的上選食材，更是媽媽健康料理最聰明的選擇。

【海竹笙】

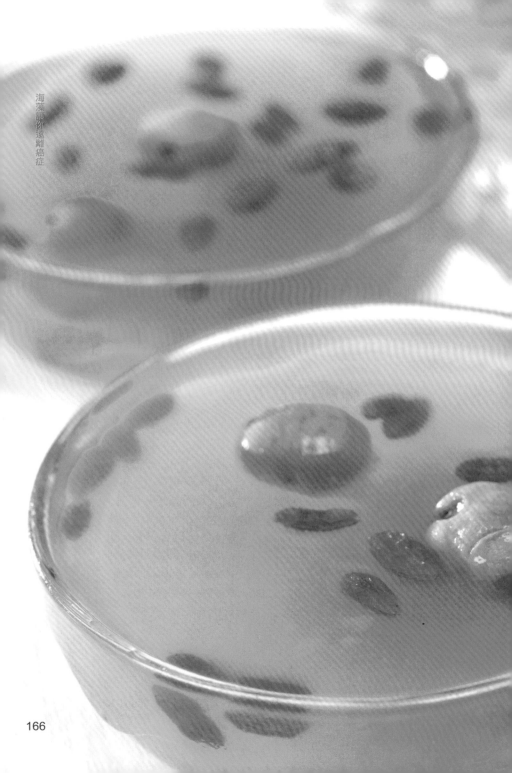

海藻讓你遠離癌症

珊瑚草
冬瓜凍

做法

❶珊瑚草洗淨泡水30分鐘,剪成小段(約3公分),枸杞洗淨。

❷將枸杞以外的所有材料放入湯鍋內,煮開後再以小火續煮10分鐘,再將枸杞加入,即可熄火,隨時享用,冬天當熱飲,夏天可當冰涼飲品。

材料

材料	
珊瑚草 (g)	60
冬瓜塊 (g)	300
水 (c.c.)	3000
枸杞 (碗)	1/2
龍眼乾去殼留籽(粒)	10

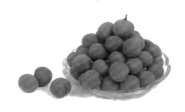

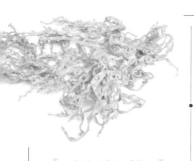

【 珊 瑚 草 】

　珊瑚草(藻)由於外形與珊瑚相似而得名。其營養價值高,鐵質是豬肝的400倍,鈣質是大骨的600倍;膠質濃似燕窩,故有「海底燕窩」之美譽。

　它富含酵素、膠原蛋白及多種礦物質,涼拌、煮湯、打汁皆宜,可內服也可外用。能使排便順暢,並調節生理機能,滋補強身,增強體力;常吃能養顏美容,青春永駐,延年益壽,有益健康。

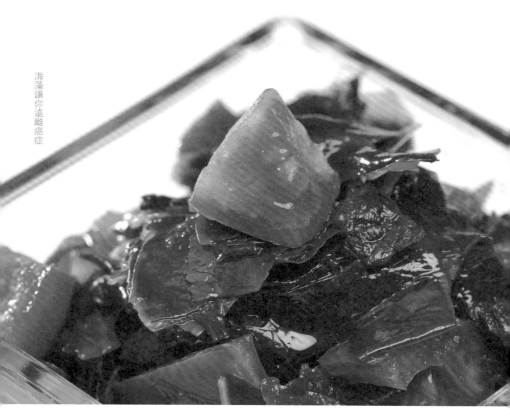

海藻讓你遠離癌症

❖ 海帶芽拌番茄 ❖

做法

❶ 番茄切成2公分丁狀，海帶芽用冷水泡5分鐘，再以滾水快速燙一下後漂涼瀝乾水分備用。

❷ 將調味料全部一起混合之後，淋入番茄和海帶芽內，輕輕拌勻即可享用。

材　料	
中型紅番茄(個)	2
乾海帶芽(g)	15
調　味　料	
味噌(大匙)	2
醋(大匙)	1
糖(大匙)	1
醬油(小匙)	1
昆布高湯(小匙)	1

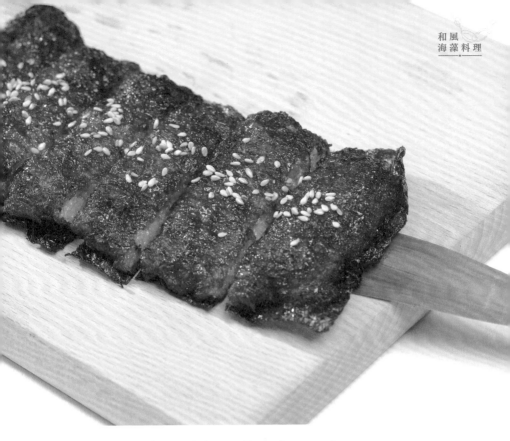

❖ 海苔素鰻魚 ❖

做 法

❶ 醬油加糖煮開備用。

❷ 將馬鈴薯磨成泥置濾篩內自然滴水，再鋪在燒海苔粗的那一面約半公分厚度，馬上放入油鍋（海苔那一面要朝下）以中溫油炸至馬鈴薯泥表面固定之後翻面再炸至淡金黃色，然後用大火再炸一下，撈起瀝去油分，再刷上做法❶的調味料，切片灑上白芝麻即可。

材 料	
馬鈴薯(個)	2
燒海苔(片)	1(剪成2片)
炒熟白芝麻(大匙)	1
調 味 料	
醬油(大匙)	2
糖(大匙)	2

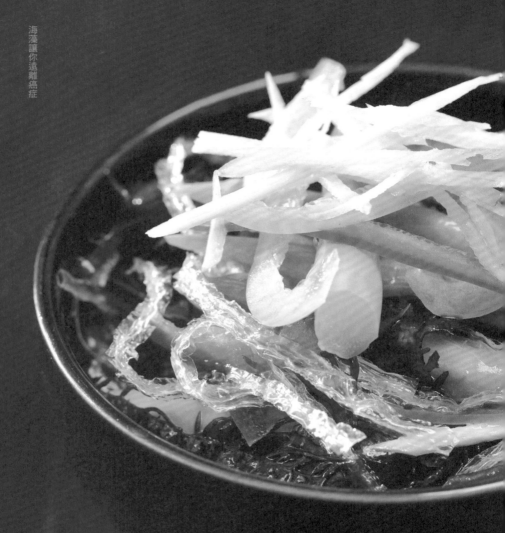

鳳尾藻
拌洋菜絲

做 法

❶ 鳳尾藻、洋菜絲分別泡水10分鐘後，撈起瀝掉水分，各切5公分長；甜椒去蒂和籽切成條狀；綠蘆筍切5公分長。

❷ 綠蘆筍以滾水燙熟後，撈起馬上用冷水漂涼再瀝乾水分備用。

❸ 將全部的材料和調味料放一起，拌勻即可享用。

材 料		調 味 料	
乾的鳳尾藻 (g)	10	薑絲 (大匙)	2
彩色甜椒 (個)	1	鹽 (小匙)	1/2
洋菜絲（寒天）(g)	10	香油 (大匙)	1
綠蘆筍 (g)	80		
炒熟白芝麻 (大匙)	1		

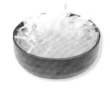

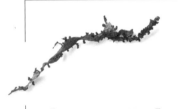

【 鳳尾藻 】

鳳尾藻又名紫晶藻，含有豐富的礦物質與極高之膠質，鮮嫩爽口，常見於日式拌菜料理。

它除了匯集人體所必需的五大營養素外，還含有可促進腸胃蠕動、幫助消化的水溶性膳食纖維、海藻多醣以及多種胺基酸；另有高營養、低熱量、低脂肪的特性，對於促進健康、預防與改善各種疾病有很大的幫助。

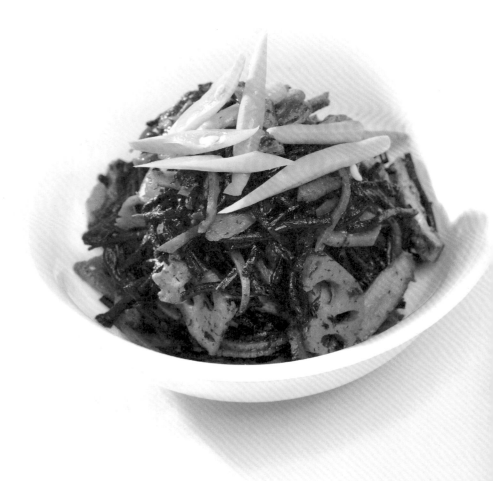

羊栖菜
和風煮物

做法

❶ 羊栖菜用水泡開洗淨瀝乾水分，胡蘿蔔切絲，牛蒡切薄片，蓮藕直切兩刀成4條再橫切成扇形的薄片泡在醋水中，油豆皮用熱水沖掉油分再切成絲。

❷ 熱鍋加入橄欖油、胡蘿蔔、牛蒡、蓮藕和油豆皮炒1分鐘，再加入羊栖菜和昆布高湯，煮開後加進醬油、味霖、糖再煮至湯汁快收乾即可享用。

材料		調味料	
乾羊栖菜 (g)	50	橄欖油 (大匙)	2
胡蘿蔔 (g)	50	醬油 (大匙)	3
牛蒡 (g)	50	味霖 (大匙)	1
蓮藕	50	糖 (大匙)	1
油豆皮 (g)	50		
昆布高湯 (c.c.)	200		
醋 (泡蓮藕用)	少許		

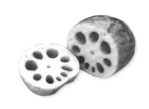

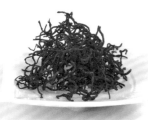

【 羊栖菜 】

羊栖菜的莖呈圓筒狀，長度約10~15公分，因為乍看之下很像鹿又黑又短的尾巴，所以才別稱鹿尾菜或鹿尾草。在海中是呈黃褐色，但到了陸地乾燥後就呈黑色。

它含有大量的食物纖維與維生素，也以豐富的鈣、鐵含量著稱，而且又有幫助鈣質吸收的鎂，所以對於預防骨質疏鬆症以及因鐵攝取不足而造成的貧血都很有療效。

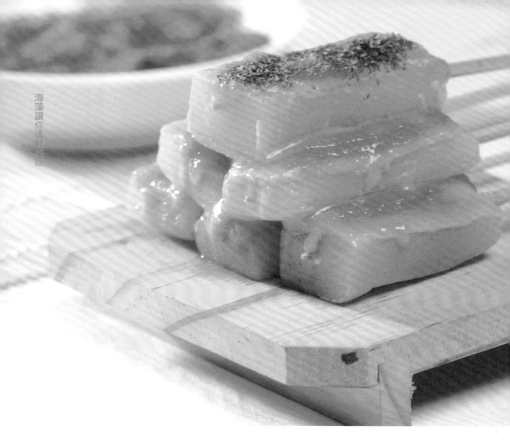

海藻讓你遠離癌症

❖ 海苔粉香烤蒟蒻 ❖

做 法

❶ 調味料A用小火邊煮邊攪拌至糖溶解即可熄火備用。

❷ 蒟蒻表面切花（容易入味）再切成長寬4×8公分、厚度1.5公分的片狀，加水燙煮兩次（去除鹼味）之後撈起瀝乾水分。

❸ 熱鍋加入葡萄籽油將蒟蒻微煎過，再加入醬油兩面煎一下起鍋，串好再塗上做法❶的味噌醬，放進已預熱180℃的烤箱中烤至香氣散出即可取出，灑海苔粉趁熱享用。

材 料	
蒟蒻 (g)	200
海苔粉 (大匙)	1
調 味 料	
Ⓐ	
味噌 (g)	40
黃砂糖 (大匙)	4
Ⓑ	
醬油 (大匙)	1
葡萄籽油 (大匙)	1

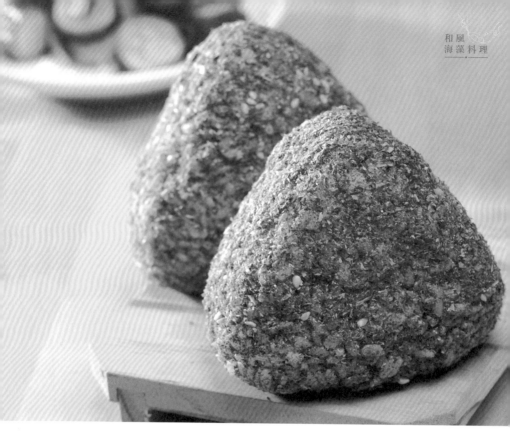

❖ 綠海苔飯糰 ❖

做法

❶ 鹽和冷開水調勻成鹽水備用。

❷ 將綠海苔粉和白芝麻粉拌勻。

❸ 手洗淨，先沾一些鹽水在手掌中，再取一碗飯捏成三角形狀之後沾上做法❷的海苔芝麻粉即可。

※冰箱內如有現成食材，可隨機取用，以鹽稍微醃漬即可當做配菜。

材料	
飯 (碗)	2
綠海苔粉 (大匙)	3
白芝麻粉 (大匙)	2
調味料	
鹽 (小匙)	1
冷開水 (c.c.)	100

國家圖書館出版品預行編目資料

海藻讓你遠離癌症 / 潘懷宗著.-- 第一版. --
臺北市：文經社, 2010.12
面； 公分. --（家庭文庫：C180）
ISBN 978-957-663-594-6（平裝）
1. 海藻 2. 健康食品 3. 食療 4.癌症
411.373　　　　　　　　　　　　98024253

ⓒ文經社

文經家庭文庫 C180

海藻讓你遠離癌症

著 作 人 ― 潘懷宗
資料整理 ― 曹堤、澹台蓁
編　　輯 ― 羅煥耿
美術設計 ― 顏一立
出 版 者 ― 文經出版社有限公司
登 記 證 ― 新聞局局版台業字第2424號

地　　址 ― 241-58 新北市三重區光復路一段61巷27號11樓A（鴻運大樓）
電　　話 ―（02）2278-3158・2278-3338
傳　　真 ―（02）2278-3168
E - m a i l ― cosmax27@ms76.hinet.net
法律顧問 ― 鄭玉燦律師 （02)2915-5229

發 行 日 ― 2010年　2　月　第一版　第 1 刷
　　　　　　2017年　10 月　　　　　第 10 刷

定價／新台幣 200 元　　　　　　　　Printed in Taiwan